내 몸 내가 고쳐 쓴다 ❷

자연치료제 상세 효능

내 몸 내가 고쳐 쓴다 2

1판 1쇄 발행   2020년 12월 24일
1판 2쇄 발행   2024년 8월 10일

지은이   이경원

펴낸곳   책과이음
대표전화   0505-099-0411
팩스   0505-099-0826
이메일   bookconnector@naver.com
출판등록   2018년 1월 11일 제395-2018-000010호

홈페이지   https://bookconnector.modoo.at/
페이스북   /bookconnector
블로그   /bookconnector
유튜브   @bookconnector
인스타그램   @book_connector

ISBN 979-11-90365-12-3 14510
      979-11-90365-10-9 14510 (세트)

책과이음 : 책과 사람을 잇습니다!

NATURAL

내 몸 내가 고쳐 쓴다 ②

THE HEALING POWER OF NATURAL MEDICINE

자연치료제 상세 효능

MEDICINE

미국 자연의학 전문가 이경원 지음

책과이음

2권 〈자연치료제 상세 효능 편〉에서는 오메가-3오일을 비롯하여 셀레
니움, 브로멜레인, 이프리플라본 등 대표적인 자연의학 치료제들을 자
세히 소개하였습니다.

본문을 읽다 보면 이것이야말로 자연이 우리에게 준 최고의 '자연치료
제'라는 점에 동감하게 될 것입니다. 또 많은 자연치료제 포뮬러들이 병
원 처방약보다 더 좋은 효과를 보이고 있고(특히 만성 질환이나 퇴행성 질환, 습
관성 질환에) 아예 질병 치료제로 승인을 받아 사용되고 있는 것들도 많다
는 사실을 확인하게 될 것입니다.

근래 자연치료제에 대한 관심과 수요가 더욱 높아지고 있으나, 정확한
지식과 정보가 없어 곤란함을 당하는 사람들이 많습니다. 2권에서는 과
대·허위정보로 인한 불안감이나 피해, 시간적·경제적 손실 등을 근절
하기 위하여, 세계 유수 대학과 연구기관들의 임상시험과 연구 결과를
근거로 자연치료제의 정확한 효능과 복용 방법, 주의 사항 등을 자세히
수록하였습니다. 또한 자연의학에서 중요한 치료제로 쓰이는 여러 가지
친인체적인 자연성분들과 영양소, 약초 추출성분 등도 함께 소개하였습
니다.

1권 〈질병 탈출 자연의학 처방전 편〉에서 본인이 관심 있거나 해당하는 질병을 찾아 그 원인과 증상, 자연치료법 등을 일차적으로 숙지한 다음, 이곳에서 각 자연치료제에 대한 정확한 효과와 복용 방법, 주의 사항 등을 자세히 읽어 보고 적용한다면, 스스로 자기 몸을 파악하고 건강하게 관리할 수 있게 될 것입니다.

이 책은 오직 순수하게 학문적인 연구 결과에만 의거하여 정직하게 썼습니다. 여러 해 동안 많은 연구와 임상 결과를 통해 나오게 된 이 책을 밑거름으로, 한국에서도 자연의학이 널리 알려지고 더욱 발전하는 계기가 되기를 기대합니다.

일러두기

2권

• 링크 표시

2권 본문 중간 중간에 링크 표시된 페이지를 찾아 함께 읽으면 보다 자세한 내용을 알 수 있습니다(앞에 1, 2권 표기가 없는 것은 읽고 있는 책에서 페이지를 찾으면 됩니다. 2권에는 1권만 표시함).

• 자연치료제 식별번호

2권 자연치료제에 가나다순으로 붙어 있는 이 번호들은 1권 자연치료제 앞에 붙여 놓은 번호와 동일합니다. 즉, 1, 2권 어디서나 쉽게 자연치료제를 인식하고 찾을 수 있도록 붙여 놓은 식별번호입니다.

자연치료제와 관련 질병 •

각 자연치료제마다 도움을 주는 질병을 〈관련 질병〉 박스로 정리해 두었습니다. 각 질병에 대한 자세한 내용은 1권에서 해당 질병을 찾아보면 됩니다.

링크 표시

1권 본문을 읽다가 중간 중간에 화살표로 링크 표시된 페이지를 찾아 읽으면 보다 쉽고 자세하게 내용을 이해할 수 있습니다 (앞에 1, 2권 표기가 없는 것은 읽고 있는 책에서 페이지를 찾으면 됩니다).

하루에 적을 최소 5~6잔을 마셔야 하며, 녹차와 하루 2잔 정도. 마시는 것도 도움이 된다. 소화되기 쉬운 형미추라 살은 채소, 적당량의 생선단 백질을 먹되 과도한 단백질은 간에 부담을 주므로 과식해 먹지는 말아 야 한다.

자연치료제

아래 소개하는 자연치료제는 간염 치료에 도움을 주는 것들로, 노인 이나 면역이 아주 약한 경우가 아니라면 본인의 면역 강도에 따라 완치 도, 가능하다.

[21] 비타민 C(Vitamin C)

클레너 박사Dr. Klenner는 몸무게 1kg당 500~700mg의 비타민 C를 정 맥주사하여 급성 간염 환자를 완치시켰다. 그는 고용량 비타민 C로 급·만성 간염뿐 아니라 소아마비, 허피스 등 여러 질병을 치료하는. 데

난, 비타민 C는 철분의 흡수를 증가시키므로 간염 환자는 음식이 다 소화된 다음 공복에 복용해야 한다.

[35] 셀레니움(Selenium)

간에서 만들어 내는 강력한 항산화제인 글루타티온glutathione의 생산을 높여 간세포의 녹소화를 해독한다. B형, C형 간염을 앓고 있거나 수는 매우 중요한 미네랄이다. 용량은 200mcg 하루 2~3번.

122 · 내 몸 내가 고쳐 쓴다 !

하루 최소: 2,000mg 이상을 몇 번에 나누어서 복용한다.

[24] 빌베리(Bilberry)

염배를 검붉게 보이게 하는 항산화제 안토시아니딘(anthocyanidin)은 플라보노이드가 풍부하여 콜라겐 조직의 탄력을 증가시키고, 모세혈관의 순환을 좋게 한다. 용량은 160mg씩 하루 2번.

[47] 크로미움(Chromium)

세포의 인슐린 반응도를 민감하게 해 주어 혈당을 세포 내로 깊이넣는 작용을 한다. 당뇨 환자는 이런 작용이 잘 안 되어 혈당이 높 아지는 것이다. 고혈당HBV은 콜라겐 조직을 심하게 훼손하며 특히 모 세혈관이 많은 안구의 신장을 상하게 한다. 당뇨 환자는 녹내장이 선발 합병증의 잘 걸리므로 근본적으로 당뇨를 치료해야 한다. 400명을 대상 으로 한 연구에서 비타민 C나 크로미움이 부족하면 안압이 높아지는 것 으로 나타났다. 용량은 하루 200~400mcg.

● 관련 자연치료제

[5] 감초	[10] 마그네슘	[21] 비타민 C
[24] 빌베리	[47] 크로미움	

▲ 2권에서 각 번호를 찾아가면 각 자연치료제에 대한 자세한 내용을 볼 수 있습니다.

PART 2 자연요법 치료한다 당뇨병 자연치료 치료법 I 179

자연치료제 번호

본문을 읽다가 관심 있는 '자연치료제'를 메모하고 싶을 때 일일이 이름을 적지 않고 이름 앞에 붙어 있는 번호만 적어도 2권에서 관련 내용을 쉽게 찾아볼 수 있습니다. 2권에서 이 번호를 찾아가면 해당 자연치료제의 내용을 자세히 볼 수 있습니다.

질병별 자연치료제

각 질병의 마지막 페이지마다 해당되는 자연치료제들을 한눈에 볼 수 있도록 박스로 정리해 두었습니다. 여기에 적힌 번호로도 2권에서 해당 자연치료제를 바로 찾아볼 수 있습니다.

일러 두기

1g = 1,000mg   1mg = 1,000mcg   1mg = 1.49IU   1숟가락 = 약 3찻숟가락

▶ 비타민과 미네랄은 모두 mg을 써 왔으나, 지용성 비타민 A, D, E만 세계 공통으로 IU(International Unit)를 쓰기로 정해 놓고 있습니다.
▶ 개량 단위는 어디서나 손쉽게 개량할 수 있도록 숟가락을 기준으로 했습니다. 하지만 숟가락 크기가 다르니 좀 더 정확한 개량을 위해서는 쿠킹용 스푼을 사용하기 바랍니다.

차례

한국에 사는 30대 여성이 가슴에 무엇이 만져진다고 해서,
나이가 젊으니 간단한 섬유종일 수도 있으나 그래도 검사를 해 봐야 한다고 강력히 권했습니다.
검사 결과 유방암으로 판명되어 항암 치료를 받았는데, 구토가 너무 심하여
모든 치료를 거부하고 채식만으로 암을 치료한다는 무허가 요양원에 들어가 버렸습니다.
그 후 소식이 끊겨 걱정을 하고 있는데, 한참 뒤에 연락이 왔습니다.
유방암이 척추로 번져 뼈가 주저앉는 바람에 시멘트로 세우는 수술을 받았고,
황체호르몬 주사와 뼈 주사를 맞으며 하루하루를 고통스럽게 살아가고 있다는 것입니다.
의사로서, 한 인간으로서 너무나 가슴 아프고 안타까운 일이었습니다.

젊은 여성의 유방암은 자연의학으로 얼마든지 예방이 가능한데……
이것을 모르고 있는 것이 문제입니다. 자궁근종 수술도 얼마나 많이들 합니까?
이것 역시 자연의학으로 예방이 잘되는 질환 중 하나인데 사람들이 몰라서 병을 키우고,
불행한 결과를 맞이하고 있습니다.
하루빨리 자연의학을 널리 알려야 한다는 의사로서의 사명감으로
쉬지 않고 이 책을 써 왔습니다.
평생을 환자들의 치료와 연구에 바치시며 인간이 무병장수하며 살기를 염원하신
선친의 뜻을 이어받아, 여기 자연의학을 전합니다.

1 감마리놀렌산

Gamma-linolenic acid; GLA, 달맞이꽃종자유, 보라지유

감마리놀렌산은 오메가-6 지방산의 하나로, 인체 내 합성이 불가능하여 반드시 식품으로 섭취해야 하는 필수지방산이다. 감마리놀렌산은 항염작용을 하는 중요한 지방산으로, 자연에서는 달맞이꽃종자유와 보라지유에 가장 많이 들어 있다.

항간에는 감마리놀렌산(Gamma-linolenic acid; GLA)과 달맞이꽃종자유를 같은 이름으로 잘못 사용하고 있는 경우가 많은데, 달맞이꽃종자유(달맞이꽃오일; evening primrose oil)는 감마리놀렌산(GLA)이 함유된 대표적인 식물 중 하나이다. 감마리놀렌산(GLA)은 보통 식물성 유지에서 발견되며 자연에서는 달맞이꽃종자유와 보라지유(borage oil), 블랙커런트씨유에 많이 함유되어 있다.

달맞이꽃종자유보다 보라지오일이 감마리놀렌산(GLA) 함량이 더 높으며, 둘 다 거의 같은 용도로 쓰이지만 굳이 구별하자면 달맞이꽃종자유는 월경전증후군(premenstrual syndrome; PMS)과 폐경기 증상에, 보라지오일은 피부 질환에 더 많이 사용된다.

효과

- 감마리놀렌산(GLA)은 항염작용을 하는 프로스타글란딘 PGE₁을 생성한다. 프로스타글란딘 PGE₁은 염증을 방지하고 혈소판 응집을 억제하여 혈액순환이 잘되게 한다. 또 심장마비와 뇌졸중의 원인이 되는 동맥경련과 혈전의 형성을 막아 주며 혈관을 이완시켜 혈압을 낮추는 효능이 있다. 또한 위장의 점액분비를 증가시켜 위장을 보호하는 작용도 한다.

  프로스타글란딘에 대한 자세한 내용은 ☞1권 오메가오일이 뭐기에 p.544

- 특히 감마리놀렌산(GLA)은 면역을 증강시키기보다 면역을 억제하는 작용이 뛰어나 류머티즘 관절염 같은 '자가면역질병'에 효과가 뛰어나다.

- 감마리놀렌산(GLA)은 두뇌 성장발달과 기능에 필수적인 오일이다. 임신부는 태아의 두뇌발육을 위해 복용해야 하며, 유아는 모유를 통하여 공급받을 수 있다. 집중부족(ADD), 활동과다(ADHD) 어린이에게도 도움을 준다.

- 감마리놀렌산(GLA)은 몸에서 알코올 농도를 잘 분해하며, 음주 후에 오는 우울증이나 감정 기복을 줄여 준다.

- 감마리놀렌산(GLA)은 몸의 물질대사를 정상화하고 지방을 자극해 칼로리를 낮춤으로써 살을 빼 준다.

◆ 관련 질병 ◆

- 건선, 습진
- 당뇨
- 류머티즘 관절염
- 아토피성 피부염, 피부병
- 여드름
- 유방섬유종
- 음식 알레르기
- 집중부족증(ADD)
- 활동 과다(ADHD)

1 감마리놀렌산(GLA)이 위 질병에 전체적으로 도움을 주지만, 각 질병의 세부적인 자연의학 치료법은 〈1권〉의 해당 질병을 보시기 바랍니다.(저자 주)

감마리놀렌산(GLA)에서 생성된 PGE_1이 몸속 깊숙이 있는 갈색지방 (brown fat)의 사립체(세포의 엔진)를 자극하여 칼로리를 태워 줌으로써 충분히 먹으면서도 살을 뺄 수 있게 도와준다.

☞ 1권 살을 빼려면 갈색지방을 많이 태워라? p.261

- 습진, 피부병에 잘 걸리는 환자는 유전적으로 식물성 기름에 있는 리놀산을 감마리놀렌산(GLA)으로 바꾸는 기능이 부족하다. 이러한 여성의 모유에는 GLA가 부족하여 아이도 습진에 잘 걸리는 것을 볼 수 있다. GLA는 습진에 효과가 있으나, 4개월가량 꾸준히 복용해야 효과가 나타나기 시작한다.

- 그 밖에 눈이 건조하고 뻑뻑한 증상, 골다공증, 습진, 피부병 등에도 효과가 있다.

- 달맞이꽃종자유는 여성의 월경전증후군(PMS)과 폐경기 무렵의 부종 및 유방통, 화끈 달아오르고 땀이 나는 증상에 하루 2~3g씩 먹으면 도움이 되고, 혈관을 확장시키기 때문에 편두통에도 효과적이다.

연구 결과

- 류머티즘 환자에게 감마리놀렌산(GLA)을 하루 540mg씩 1년간 복용시켰더니 현저하게 효과가 나타났다. 동물실험에서도 염증을 가라앉히고 관절연골의 손상을 감소시켰다. 또 다른 연구에서는 류머티즘 환자에게 GLA를 하루 1,400mg씩 복용하게 했더니 통증이 있는 관절은 36%, 부은 관절은 28% 줄어들었다. 그리고 많은 류머티즘 관절염 환

자들이 GLA와 오메가-3오일을 복용한 후 염증약과 처방약을 줄이거나 중단할 수 있었다.

• 노년기 여성에게 감마리놀렌산(GLA)과 오메가-3오일, 칼슘을 3년간 복용시켰더니, 척추와 대퇴골의 골밀도가 증가했다. 동물실험에서도 골다공증에 효과가 있는 것으로 나타났다.

• 암에 대한 연구에서 감마리놀렌산(GLA)은 시험관 내 조직세포 배양에서 정상세포는 상하지 않으면서 40가지의 암세포를 죽였다. 암 치료는 아직 초기 단계지만 뇌의 신경교종(cerebral glioma)을 퇴화시켰고, 췌장암에도 어느 정도 효과를 보였다.

• 당뇨 환자의 신경질환에 480mg의 감마리놀렌산(GLA)을 1년 이상 복용시켰더니 눈에 띄게 효과가 나타났다. 당뇨 환자는 식물성 기름에 있는 리놀산(linoleic acid)을 GLA로 바꾸는 기능이 저하되어 있다. 이처럼 GLA가 부족하여 혈액순환이 잘되지 않고 사지말단에 산소가 부족하여 팔, 다리를 바늘로 콕콕 찌르는 듯한 신경 질환이 생기게 된다.

> ❍ 이와 더불어 깅코(ginkgo), 빌베리(bilberry), 비타민 E, 비타민 B₁₂, 엽산(folate), 알파리포익산(alpha lipoic acid)을 같이 복용하면 당뇨 환자의 신경 질환에 훨씬 효과적이다.

• 감마리놀렌산(GLA)에서 생성된 프로스타글란딘 PGE₁은 갈색지방의 사립체(세포의 엔진)를 자극하여 칼로리를 태워 살을 빼 준다. 일본 국립식품연구소 다카하시 박사의 동물실험에 의하면, GLA는 갈색지방의 작용을 증가시켜 체지방을 줄여 준다. 또, 영국 웨일스국립의대의 연구에서는 GLA가 신진대사를 증가시켜 칼로리의 50%가량을 태우는

것으로 나타났다. 또 다른 연구에서는 6주 동안 평균 4.3~5.1kg이 감소하여, 약을 먹지 않고 안전하게 신진대사를 높여 지방을 태우는 식품으로 확인되었다. 한편 아직은 결론을 내리기 이르지만, 감마리놀렌산(GLA)이 세로토닌(serotonin)을 증가시켜 포만감을 주기 때문에 식사량을 줄여 주는 작용도 있는 것으로 추정하고 있다.

세로토닌에 대한 설명은 ☞1권 비만 p.256

- 한 연구에서 감마리놀렌산(GLA)을 6주간 하루 2,000mg씩 복용한 그룹과 500mg씩 복용한 그룹을 비교했다. 2,000mg을 복용한 그룹은 중성지방이 37%, 콜레스테롤이 13% 감소했으나, 500mg씩 복용한 그룹에서는 변화가 없었다.

- 160명의 아토피성 피부염 환자에게 500mg의 감마리놀렌산(GLA)을 7개월간 복용하게 한 결과 현저하게 효과를 보았다는 연구 결과가 있다. 반면 별다른 효과를 보지 못했다는 보고도 있어 연구 결과가 엇갈리고 있다. 하지만 GLA가 가려움증에 확실한 효과가 있다는 것에는 이견이 없다. 한 연구에서는 GLA가 신장투석을 하는 환자의 요산으로 인한 가려움증을 크게 완화시킨 것으로 나타났다.

좋은 달맞이꽃종자유는

달맞이꽃은 조그맣고 노란 야생화로서 북미가 원산지이다. 유럽인들이 북미에 진출한 후 이 꽃을 유럽으로 가져와 의약품으로 사용하기 시작했다. 좋은 달맞이꽃 종자유는 유기농법으로 키운 달맞이꽃을 재래식으로 짜고(cold pressed) 화학약품을 전혀 쓰지 않은 것이다. 천연제품은 약간 연두색을 띠는 반면, 가공된 것은 노란색을 띠며 유기물이 적다.

- 집중부족(ADD), 활동과다(ADHD) 어린이에게도 효과를 보였다.

복용 방법/주의 사항

- 감마리놀렌산(GLA)의 일반적인 복용 용량은 하루 250mg 정도이고, 질병에는 400~600mg이 적절하다. 어린이는 50~200mg이 적당하다. 달맞이꽃종자유, 보라지유, 블랙커런트씨유의 라벨을 보면 감마리놀렌산(GLA)이 캡슐당 몇 mg 들어 있는지 명기되어 있다.
- 류머티즘 관절염, 중성지방 강하에는 하루 250~500mg씩 식후 복용한다(▲ 또는 앞의 연구 결과들 참조).
- 살을 빼려면 감마리놀렌산(GLA)을 최소 250mg씩 하루 2~3번 복용한다. 캡슐로는 2캡슐씩 하루 2~3번.

  ▶ 복합리놀산(CLA)도 살 빼는 작용이 우수하므로 함께 복용하면 효과가 더욱 증강된다. ☞ 복합리놀산(CLA) p.76 ☞ 1권 비만 p.256
- 감마리놀렌산(GLA)은 오메가-3오일과 같이 복용하면 더욱 효과적이다.■ 또 필수지방산이 효율적으로 대사하기 위해서는 비타민 E 등 여러 가지 비타민이 필요하므로 종합비타민과 같이 복용하는 것이 좋다.
- 식사와 함께 먹어야 담즙이 나와 기름이 잘 소화된다. 매우 드문 경우지만 간혹 식전에 먹으면 속이 편하지 않다는 사람이 있다. 이런 경우

■ 감마리놀렌산(GLA)이 들어 있는 달맞이꽃종자유는 오메가-6이고 생선오메가오일은 오메가-3이므로, 두 가지 오일을 함께 복용하여 균형을 맞춰야 한다는 주장이 있다.

는 식후에 복용하면 된다. 소화가 잘 안 되는 사람은 소화효소와 함께 복용한다.

✖ 임신부는 의사의 권고에 따라 복용할 수 있으나 감마리놀렌산이 조기 진통을 유발할 수 있으므로 산부인과 의사의 진단에 따라 조기 출산 가능성이 있으면 복용하지 말아야 한다. 제조사의 설명에는 임신부와 수유모는 복용하지 말라는 경고가 없다. 그러나 미국 의사들이 보는 안전 위주의 보수적인 《PDR(Physician's Desk Reference)》 책에는 임신부와 수유모는 복용하지 말아야 한다고 나와 있다. 안전하게 여기에 따르는 편이 좋을 것이다. 태아의 두뇌발육을 위해서는 그 대신 안전하게 오메가-3 오일을 복용하면 된다.

✖ 간질 환자는 복용해서는 안 되며, 정신분열증 처방약을 먹는 환자도 복용하지 말아야 한다.

✖ 혈액을 묽게 하므로 혈우병이 있는 사람이나 혈액을 묽게 하는 와파린(Wafarin) 같은 처방약을 복용하는 사람, 에이즈(AIDS) 환자는 복용에 주의해야 한다.

✖ 신선함이 중요하므로 반드시 냉장보관해야 한다. 따라서 창고에 보관하고 있다가 유통기한이 얼마 남지 않아 대량 세일을 하는 제품은 구입하면 안 된다. **1권 똑똑한 자연치료제 보관법 p.92** plus$^+$

감마리놀렌산(GLA)은 면역을 억제해 주는 작용이 있으므로 수술 전에는 복용을 금한다.

감초
licorice

감초는 항생작용, 항염작용이 강하여 간염, 관절염 등 염증에 효과가 있고, 독일에서는 기침, 기관지염, 위염 치료제로 인가를 받았다. 하지만 부종과 혈압을 올리는 성분이 있어 제대로 알고 복용하지 않으면 부작용이 생길 수 있다.

감초(licorice)는 항생작용, 항염작용이 뛰어나 간염, 관절염 등 염증에 효과가 있다. 독일에서는 기침, 기관지염, 위염 치료제로 인가가 났으며, 민간요법으로 충수염, 변비, 유즙 분비, 야뇨증, 간질, 장염, 방광염, 요도염 등에 쓰이기도 한다. 인도에서는 기관지염, 편도선염, 상처 치료 등에도 사용된다. 하지만 부종과 혈압을 올리는 성분(글리시리진glycyrrhizin)이 있어 부작용이 생길 수 있으므로 주의해야 한다. 감초에서 이러한 성분(글리시리진glycyrrhizin)을 제거한 것이 DGL이다. ☞DGL p.310

효과

• 감초는 항염작용과 박테리아, 바이러스, 곰팡이에 대한 항생작용이 있으며 가래를 배출하고 혈액응고를 억제한다. 여러 가지 감염에도 효과가 있어 감기와 기관지염에도 쓰이고 최근에는 사스(SARS)에도 효

과를 보였다. 이소플라본(isoflavone) 같은 식물성 여성호르몬이 있어 월경전증후군(PMS)과 폐경기 증상에도 사용되며, 위·십이지장궤양 치료제로도 오래 쓰여 왔다.

- 감초 정맥주사는 C형 간염 환자가 간암으로 발전하는 것을 방지해 주고, 항암작용을 하며 허피스 바이러스(HSV-1)와 대상포진을 억제해 주는 것으로 연구되었다. 그리고 독감 바이러스를 억제하는 인터페론(interferon)을 증가시키고 B형 간염 환자의 항원(HbsAg) 분비를 억제한다. 또 바이러스를 무기력하게 하여 증식을 억제하며, 에이즈 바이러스(HIV)가 세포에 붙는 것을 막아 복제를 방해한다. 반면 T림프세포와 내추럴킬러세포(NK)를 증가시켜 면역을 증강시킨다.

- 감초는 항염작용을 하는 코티솔호르몬(급성 스트레스에 반응하여 분비되는 호르몬)이 간에서 파괴되는 것을 억제하여 우리 몸의 코티솔호르몬 함량을 높인다. 류머티즘 등 모든 염증 개선과 피로 회복에 좋다.

- 감초에 함유된 글라브리딘(glabridin) 알코올 추출액은 죽상동맥경화를 감소시키는 작용이 있다.

- 감초의 리코리시딘(licoricidin), 글리시리진(glycyrrhizin) 성분은 혈소판 응집을 억제하여 항염작용을 하며,

◆ 관련 질병 ◆

- 간염
- 관절염, 류머티즘
- 기침, 기관지염
- 위·십이지장궤양
- 위염
- 항산화, 항염

2 감초가 위 질병에 전체적으로 도움을 주지만, 각 질병의 세부적인 자연의학 치료법은 〈1권〉의 해당 질병을 보시기 바랍니다.(저자 주)

특히 글리시리진(glycyrrhizin)은 스테로이드(코티솔) 같은 작용을 하여 염증을 가라앉힌다. 또 글리시리진은 항원항체결합체(immune complex)를 제거하는 능력을 증가시켜 면역에도 도움을 준다. 이러한 작용은 알레르기나 류머티즘 같은 자가면역증에도 응용할 수 있다.

▶ 하지만 감초(licorice)의 글리시리진 성분은 혈압을 높이고 칼륨(포타슘)을 감소시키며, 나트륨(소금 성분)을 높여 부종이 생기게 한다. 카벤옥쏠론(carbenoxolone) 성분도 위·십이지장궤양을 치료하는 작용이 있으나, 부종과 혈압을 올리는 부작용이 있다. 따라서 위궤양 치료에는 이러한 부작용을 없앤 DGL(deglycyrrhizinated licorice)이 보다 효과적이다.

☞ DGL p.310

약방의 '감초'도 지나치면 독!

- 영국 요크셔에 사는 56세 여성이 만성 변비 해소를 위해 폰테프랙트 케이크 (Pontefract cake)▪를 하루 200∼400g(감초 15g에 해당)씩 매일 먹다가 감초 과용으로 응급실에 실려 간 일이 있었다. 그녀는 위급한 저칼륨증으로 근육이 모두 풀리고 빌리루빈(bilirubin: 황갈색 담즙색소)과 간 수치가 상승했다. 또 매스꺼림, 구토, 설사 등 위장성 감기와 비슷한 증상을 보였으며 혈압이 급상승했다. 폰테프랙트 케이크 섭취를 중단하고 칼륨(포타슘) 정맥주사 치료를 받은 후 간 수치가 정상으로 돌아오고 회복되었다.
- 3년간 하루 100g(글리시리진glycyrrhizin 2,300mg)씩의 감초뿌리를 먹다가 저칼륨증이 되어 응급실 신세를 진 중국인도 있다. 그는 혈압이 상승하고 근육이 풀리고 사지마비가 되었으나, 칼륨(포타슘) 정맥주사를 맞고 회복되었다.

연구 결과

• 감초의 글리시리진 성분은 C형 간염 환자의 간 수치(ALT: SGPT)를 낮추었으나 감초를 중단하면 다시 올라갔으며, 간염 바이러스의 RNA를 낮추지는 못했다. 그러나 15년간 글리시리진 용액 치료를 받은 환자는 간암 발생률이 감소한 것으로 나타났다.

• 시험관 실험에서 감초의 글리시리진 성분은 사스(SARS)에 강한 억제작용을 보였다.

• 34명의 만성 위궤양 환자에게 감초의 카벤옥쏠론(carbenoloxalone) 성분을 하루 300mg씩 1주일간 복용시킨 후, 다시 용량을 하루 150mg으로 줄여 5주간 복용시켰다. 그리고 다른 그룹에는 위궤양 처방약(Pirenzepine)을 하루 150mg씩 6주간 복용시켰다. 그 결과 처방약 그룹에서는 59%, 감초 그룹에서는 52%가 치료되어 비슷한 효과를 나타냈다.

• 22~24세의 건강한 젊은 남성들에게 하루 7g(글리시리진 500mg)씩의 감초를 7일간 복용시켰더니 남성호르몬(testosterone)이 감소한 예가 있다. 남성호르몬이 감소하면 성욕과 성 기능이 감퇴한다.

• 감초의 글리시리진 성분을 하루 150mg(감초가루 3.75g)씩 4주간 복용시켰더니 체중이 증가한 사례도 있다.

■ Pontefract cake: 영국 폰테프락트(Pontefract) 지방의 특산 제과로, 감초 성분(글리시리진)이 많이 들어 있다. 주로 변비, 감기, 알레르기, 위·십이지장궤양, 만성피로에 시달리는 사람들이 즐겨 먹는다.

복용 방법/주의 사항

- 용량은 체중과 증상에 따라 다르지만, 대개 말린 감초(licorice)뿌리로는 하루 3.3~10g(글리시리진glycyrrhizin 133~400mg)이 적당하다. 몸집이 아주 큰 사람은 15g(글리시리진 600mg)까지 복용할 수 있다. ■ 4~6주 이상 복용하면 안 된다.

- 감초를 하루 50g 이상, 감초 추출제품을 하루 20g 이상씩 장기간 복용하면 저칼륨증과 고나트륨증, 혈압 상승으로 심장 질환이 생기게 된다. 감초 복용을 중단하면 감초의 모든 부작용은 사라진다.

- 하루에 글리시리진이 100mg 이하일 때는 부작용이 거의 없다. 하지만 400mg 이상일 때는 소변량이 줄고 부종이 생기며 혈압이 높아질 수 있다. 이런 부작용을 없애려면 칼륨(포타슘)이 많은 음식을 먹으면서 소금은 적게 먹어야 한다. 칼륨(포타슘) 캡슐을 복용해도 좋다. 이렇게 하면 고혈압이나 협심증이 있는 사람도 혈압이 올라가는 부작용이 거의 생기지 않으나, 고혈압 경력이 있는 환자나 신부전증 환자는 주의해야 한다. 기본적으로 감초를 복용할 때는 혈압을 체크하면서 복용하는 것이 좋고, 다른 부작용이 생기는지도 주의 깊게 관찰해야 한다.

☞1권 칼륨(포타슘), 소금이 많은 음식 p.148

- 감초는 코티솔호르몬의 수명(half-life)을 연장하여 높아지게 하므로, 코티솔 처방약을 복용하는 환자는 의사와 상의하여 처방약의 용량을 줄

■ 감초가루일 경우는 찻숟가락으로 평평하게 해서 1찻숟가락이 2g이다. 숟가락마다 크기가 다르므로 쿠킹용 티스푼을 사용하는 것이 정확하다.

일 수 있다. 4~6주 복용하다가 중단할 때는 코티솔 처방약(Prednisone)을 끊을 때처럼 서서히 양을 줄여 가며 끊는 것이 이론적으로 좋다.

✽ 감초는 의사의 지시 없이 오랫동안 복용해서는 안 된다. 오래 복용하면 혈압이 오르고 부종이 생기며 심장병이 생길 수 있다. 또 소금(나트륨)은 많아지고 칼륨(포타슘)은 적어지는 전해질 불균형이 되어 소변량이 줄고 근육이 풀리고 힘이 없어진다.

✽ 감초의 글리시리진(glycyrrhizin) 성분은 혈압을 높이는 작용이 있으므로, 혈압을 체크하며 복용해야 한다. 다른 부작용이 생기는지 의사와 상의하여 복용하는 것이 안전하다.

✽ 감초는 만성 간염 환자나 담낭염, 담석증으로 담즙 배출이 잘 안 되는 환자, 간경화 등 간 질환이 있는 환자, 신기능부전증 환자, 당뇨, 부정맥, 고혈압, 근육긴장 과도, 저칼륨증(저포타슘증) 환자는 복용하면 안 된다.

✽ 감초는 혈압약의 효과를 감소시킬 수 있으므로 혈압약과 같이 먹으면 안 된다. 부정맥약과도 같이 먹으면 안 된다. 심장약인 디곡신(Digoxin)과 디지털리스(Digitalis), 설사약, 이뇨제 등과 같이 복용하면 칼륨(포타슘)의 배설이 증가하므로, 복용하지 말아야 한다.

✽ 감초는 혈전을 억제하는 작용이 있으므로 항응고제, 혈전용해제같이 혈액을 묽게 하는 약과 같이 먹으면 안 된다.

✽ 감초는 혈당을 올려 주므로 당뇨약이나 인슐린과 같이 복용하면 안 된다.

✖ 피임약과 같이 복용하여 혈압이 올라가고 부종이 생긴 사례가 있다.

✖ 감초는 항우울제(monoamine oxidase inhibitors; MAOI)와 같이 먹으면 안 된다. 감초에 항우울제와 비슷한 작용이 있기 때문이다.

plus+

감초는 혈압약, 당뇨약, 인슐린, 피임약, 항우울제, 부정맥약, 심장약, 설사약, 이뇨제, 항응고제, 혈전용해제와 같이 먹으면 안 된다.

강황

Curcuma Longa, Tumeric

카레의 주성분으로 잘 알려져 있는 강황은, 항염작용이 있으며 간을 독소로부터 보호하고 콜레스테롤을 내린다. 또 혈소판 응고를 억제하여 혈액순환 등을 좋게 한다.

강황(curcuma longa)은 열대지방 생강과식물의 성분으로, 인도 음식인 카레의 주성분이기도 하다. 간을 독소로부터 보호하고 콜레스테롤을 내리며, 혈소판 응고를 억제하여 혈액순환을 좋게 한다. 또한 암 성장을 억제하고 항염·항산화·항생작용이 뛰어날 뿐 아니라, 부작용과 독성이 없다.

효과

• 강황은 간을 보호하는 작용이 있고 담즙의 흐름을 좋게 하여 담석의 생성을 방지해 준다. 민들레(dandelion)와 마찬가지로 담즙의 분비를 촉진시켜 담석 예방과 완화에 매우 효과적이다.

• 강황은 관절염(퇴행성 관절염) 같은 급성 염증에 처방약 코티손만큼이나 효과가 좋다. 염증을 직접 억제할 뿐 아니라, 부신에서 코티솔호르몬

의 분비를 촉진시켜 염증을 가라앉힌다.

- 소화불량과 식욕부진, 식후 속이 더부룩하고 가스가 생기고 배가 팽팽해지는 증상에도 사용한다.
- 독사의 독을 해독하고 모기를 쫓는 작용도 있다.
- 버버린(berberine)과 강황 농축추출물을 알로베라젤과 섞어서 피부 건선 부위에 여러 달 발라 주면 매우 효과적이다.

복용 방법/주의 사항

퇴행성 관절염과 류머티즘 관절염에는 보통 400mg씩 하루 3번 복용한다.

✖ 담석이 있거나 담도가 막힌 환자, 위산 과다, 위궤양이 있는 환자는 복용을 금한다.

✖ 자궁을 자극하므로 임신부는 먹으면 안 된다.

✖ 혈액의 응고를 억제하는 처방약들과 같이 복용하면 출혈이 생길 확률이 높아지므로, 의사와 상의해야 한다.

◆ 관련 질병 ◆

- 간염
- 건선
- 관절염(퇴행성 관절염)
- 담석증
- 류머티즘 관절염
- 소화불량, 식욕부진

3 **강황**이 위 질병에 전체적으로 도움을 주지만, 각 질병의 세부적인 자연의학 치료법은 〈1권〉의 해당 질병을 보시기 바랍니다.(저자주)

구굴
Guggul

구굴은 나쁜 콜레스테롤은 낮춰 주고 좋은 콜레스테롤은 높여 준다. 또 혈액이 엉겨 붙는 것을 막아 혈액순환을 개선하는 효과가 인정되어 인도에서는 '콜레스테롤을 낮추는 약'으로 허가하였다.

구굴(guggul)은 나쁜 콜레스테롤(LDL, VLDL)과 중성지방을 낮춰 주고 좋은 콜레스테롤(HDL)은 높여 준다. 또 혈액이 엉겨 붙는 것을 막아 혈액순환을 좋게 한다. 처방약만큼 효과가 좋고 부작용이 없어 인도 보건당국에서는 이 약초를 '콜레스테롤을 낮추는 약'으로 허가하였다.

효과

- 구굴은 간에서 콜레스테롤 대사를 증진시켜 콜레스테롤을 낮추고 생산을 억제해 준다. 또 지질과산화(lipid peroxidation)를 억제하여 항산화작용을 하며, 담즙 분비를 촉진하여 간의 독소를 배출해 준다.
- 혈소판이 엉겨 붙은 덩어리가 혈관을 막으면 심장마비, 중풍이 될 수 있다. 구굴은 혈소판이 엉겨 붙는 것을 방지해 주고 혈액을 맑게 하여 혈액순환을 좋게 한다. 결과적으로 심장마비, 중풍 예방에 효과적이

고 관절염에도 도움이 된다.

• 누구나 나이가 들면 갑상선 기능(갑상선은 우리 몸 최대의 난로기관으로 무엇이든지 잘 태우는 기능을 하므로, 전신 기능을 두루 좋게 하고 살이 빠지는 데도 작용한다)이 낮아져 신진대사가 느려지고 중년살이 찌게 된다. 구굴은 갑상선 기능이 낮은 사람에게도 효과적이며, 특히 출산 후 또는 폐경기 무렵 여성의 갑상선 저하와 살이 찌는 증상을 완화할 때 적합하다.

연구 결과/복용 방법

• 동물실험에서 갑상선 기능을 촉진시켜 콜레스테롤을 낮추는 것으로 나타났다.

• 또 다른 동물실험에서는 혈관벽에 콜레스테롤이 끼어 혈관이 좁아지는 죽상동맥경화를 개선하는 것으로 나타났다. 233명에게 하루 1,500mg씩 4개월간 구굴을 복용하게 했더니 콜레스테롤 22%, 중성지방 25%가 내려갔고, 좋은 콜레스테롤은 증가하였다.

• 식사 중에 500~1,000mg씩 하루 2~3번 복용한다. 2달 이상 먹어야 효과를 볼 수 있으며 독성은 없다.
  ▶ 폴리코사놀(policosanol)과 함께 복용하면 더욱 효과적이다. ☞ 폴리코사놀 p.276

◆ 관련 질병 ◆

• 갑상선기능저하증
• 관절염
• 심장마비
• 중풍
• 콜레스테롤

4 구굴이 위 질병에 전체적으로 도움을 주지만, 각 질병의 세부적인 자연의학 치료법은 〈1권〉의 해당 질병을 보시기 바랍니다.(저자 주)

글루코사민

Glucosamine

우리 몸에서는 연골을 만드는 글루코사민이 자체적으로 만들어진다. 하지만 나이가 들면서 점차 생산이 감소함에 따라 관절연골이 얇아지고 관절염 등에 걸리게 된다.

원래 우리 몸에서는 연골을 만드는 글루코사민이 자체적으로 만들어진다. 하지만 나이가 들면서 점차 생산이 감소하여 관절연골이 얇아지고 관절염 등에 걸리게 된다. 글루코사민(glucosamine)은 새우, 게 등과 같은 갑각류의 껍질에서 추출한 키틴(chitin)이라는 물질로 그 흡수력이 90~98%에 이르며, 퇴행성 관절염에 매우 효과적이다.

연구 결과

• 관절염 환자들을 두 그룹으로 나누어 각각 이부프로펜(Ibuprofen : 아스피린, 타이레놀 종류의 항염진통제) 1,200mg, 글루코사민 1,500mg씩을 복용하게 하였다. 그 결과 관절염 통증을 빨리 감소시키는 효과는 이부프로펜 종류가 1~2주, 글루코사민이 2~4주로 이부프로펜이 좀 더 빨랐다. 그러나 증상이 호전된 정도는 글루코사민 복용자들 쪽이 더 높았

고, 이부프로펜 그룹에서는 많은 부작용이 발생하였다.

- 1,506명의 환자에게 매일 글루코사민 1,500mg을 7주간 복용시킨 연구에서, 환자들은 이전에 이부프로펜 치료를 받았을 때보다 훨씬 효과가 좋다고 평가하였다.

    ▶ 글루코사민은 연골을 재생시켜 주는 작용이 있어 관절을 좋게 하지만, 이부프로펜 같은 항염진통제는 단지 통증을 감소시켜 줄 뿐이다. 이러한 진통제들은 결과적으로 연골을 더 상하게 하고 위궤양과 간, 신장을 상하게 하는 등 역효과가 많아서 바람직하지 못하다.

- 글루코사민과 콘드로이틴(chondroitin)을 같이 복용하게 하면 효과가 더 높은 것으로 나타났다. 글루코사민과 콘드로이틴은 연골에 탄력을 주는 개그(glycosaminoglycans; GAGs)■를 생성하며 관절을 윤활하게 해 주는 하이알루론산(hyaluronic acid)의 생성을 늘려 준다.

■ 개그(GAGs)란 수분을 흡수하여 연골을 탄력 있는 쿠션같이 만들어 주는 단백질이다. 연골은 개그와 콜라겐(collagen)으로 되어 있다. 콜라겐은 개그가 없으면 수분이 말라 쉽게 손상되어 납작해지므로 항상 개그가 필요하다. 개그는 소 연골(bovine cartilage)에 많이 함유되어 있다.

◆ 관련 질병 ◆

◆ 관절염(퇴행성 관절염)
◆ 요통

5 글루코사민이 위 질병에 전체적으로 도움을 주지만, 각 질병의 세부적인 자연의학 치료법은 〈1권〉의 해당 질병을 보시기 바랍니다.(저자 주)

- 50세 이상 퇴행성 관절염 환자 212명에게 하루 1,500mg의 글루코사민(glucosamine)을 장기 복용하게 한 결과, 무릎관절의 연골 손상이 중단되었고 증상이 눈에 띄게 개선되었다.
- 엑스레이 촬영 결과 가짜 약(플라시보placebo)을 복용한 그룹은 관절 사이가 좁아졌고, 글루코사민을 복용한 그룹은 관절 사이가 넓어진 것으로 나타났다. ▪
- 13가지 관절염 연구에서 글루코사민은 가짜 약보다 39.5% 더 효과가 있는 것으로 나타났다.

복용 방법/주의 사항

글루코사민은 오랜 기간 꾸준히 복용해야 하며 일반적인 용량은 하루 1,000~2,000mg이다. 하지만 살이 찐 사람은 관절연골에 더 무리를 주게 되므로 글루코사민 용량도 더 올려야 한다. 또 이뇨제를 복용하는 사람 역시 소변으로 배출되는 것을 감안하여 용량을 늘려야 하며, 위궤양이 있는 사람은 글루코사민을 식사와 함께 복용해야 한다.

- 글루코사민은 부작용이 거의 없다. 아주 드물게 소화가 안 되는 사람이 있으나 식후에 먹으면 괜찮아진다.

▪ 관절 사이가 좁아졌다는 것은 관절연골이 손상되고 있다는 뜻으로, 관절염의 척도이다.

✖ 새우, 게 등에 알레르기가 있는 사람도 글루코사민에는 알레르기를 일으키지 않는다. 알레르기는 새우, 게살의 단백질에서 비롯되는데 글루코사민은 껍질에서 만들어지기 때문이다. 하지만 아직 확실한 연구 결과가 없으므로 임신부나 수유모는 복용하지 않는 것이 안전하다.

✖ 동물에게 글루코사민을 주사했을 때는 혈당이 올라갔으나, 사람은 혈당을 높이지 않는 것으로 나타났다. 또한 인체실험에서도 3년 동안 글루코사민을 복용한 사람이 복용하지 않은 사람에 비해 혈당이 약간 낮거나 변화가 없는 것으로 나타났다. 하지만 당뇨 환자는 만약의 경우를 위해 혈당을 체크하면서 복용하는 것이 좋겠다.

6 글루타민
L-Glutamine

글루타민은 우리 몸의 근육에서 생산되는 아미노산의 일종으로, 항산화제인 글루타티온의 생산을 증가시켜 장점막의 손상을 막아 주고, 면역을 높여 폐렴, 패혈증, 박테리아 감염 등을 크게 감소시킨다.

글루타민(l-glutamine)은 우리 몸의 근육에서 생산되는 아미노산의 일종으로, 평상시에는 필수아미노산이 아닌 조건부 필수아미노산으로 분류된다. 하지만 외상을 입었거나 수술, 화상, 패혈증, 암 등 글루타민이 많이 필요한 스트레스 상황에서는 필수아미노산으로 분류되므로, 충분히 보충해 주어야 한다.

효과

- 글루타민은 체액의 산성, 알칼리성을 유지하는 중요한 역할을 한다. 즉, 과잉된 산을 신장에서 배출하게 하여 체액이 산성이 되는 것을 방지하고, 암모니아를 운반하여 신장에서 배출하게 한다. 또 간에서 암모니아를 요산으로 전환시켜 소변으로 배출하게 함으로써 체내 암모니아를 배출시킨다.

- 글루타민은 글루코사민과 항산화제 글루타티온(glutathione)을 생성하고, 단백질을 합성하며 에너지를 생산한다. 주로 소화기 계통에 많이 분포되어 있어 위장, 소장, 대장 세포들의 에너지로 사용되어 장의 연동운동을 도와준다. 그리고 소장 융모(융털돌기)의 위축을 복구시켜 소화와 흡수를 좋게 하고 배변작용을 개선하며 대장의 독소를 제거해 준다.

- 장점막을 재생시켜 위염, 위궤양, 궤양성대장염과 과민성 대장에도 효과적이다.■ 소장, 대장의 손상된 점막을 재생시켜 대장의 박테리아와 독소, 알레르기 물질이 몸속으로 흡수되는 것을 막아 준다. 그래서 칸디다증과 알레르기, 류머티즘 관절염 등 자가면역질환을 치료하는 데 중요하게 쓰인다. 또 장벽에서 항산화제인 글루타티온의 생산을 증가시켜 활성산소로 인한 장점막의 손상을 재생시킴으로써 장점막이 새지 않게 해 준다.

- 심한 체중미달 유아에게 출생 3일부터 30일 동안 글루타민을 먹이면 면역을 증강시켜 패혈증에 걸릴 확률이 30% 감소하고, 모유 소화도 더 잘되게 도와준다. 또한 심한 외상 환자의 면역을 높여 폐렴, 패

◆ 관련 질병 ◆

* 류머티즘 관절염
* 음식 알레르기
* 위염
* 위·십이지장궤양
* 칸디다증

[6] 글루타민이 위 질병에 전체적으로 도움을 주지만, 각 질병의 세부적인 자연의학 치료법은 〈1권〉의 해당 질병을 보시기 바랍니다.(저자 주)

■ 글루타민은 성장인자인 IGF-1이 들어 있어 위장점막을 재생한다.

혈증, 박테리아 감염을 현저하게 감소시킨다.

• 글루타민(l-glutamine)은 림프세포■의 증식과 인터페론■■의 생산에 필요하며, 킬러세포(LAK)를 유지하고 림프세포의 탐식작용(체내에 침입한 나쁜 균을 먹어서 분해하는 작용)을 증강시킨다. 즉, 이러한 면역세포들의 에너지를 생산하여 면역을 올려 주는 중요한 아미노산이다.

• 강도 높은 훈련을 하는 운동선수들은 글루타민이 소모되어 면역이 저하되므로 상기도 감염을 비롯한 염증에 걸리기 쉽다. 글루타민은 면역을 증강시켜 감염을 줄여 주고, 항암약과 방사선 치료의 부작용으로부터 암 환자를 보호해 준다.

연구 결과

실험쥐에게 글루타민을 먹였더니 알코올을 먹는 양이 크게 감소했고, 알코올 중독자의 술 마시고 싶어 하는 욕망을 눈에 띄게 줄여 주었다. 오랜 세월 과음 경력이 있는 10명에게 하루 1,000mg의 글루타민을 6주간 복용시킨 결과, 10명 중 9명이 술 마시고 싶은 욕망과 초조감이 줄어들었고, 잠도 잘 자게 된 것으로 나타났다.

■ 림프 속에 떠 있는 세포로 림프와 같이 피 속에 있을 때는 백혈구라고 한다.
■ ■ 림프세포의 작용을 강화하고 악성 종양인 암세포를 융해하여 죽이는 내추럴킬러세포 (natural killer cell; NK 자연살세포)의 작용을 증강시킨다.

복용 방법/주의 사항

• 하루에 식생활을 통해 섭취하는 글루타민은 약 2~10g으로 주로 육류와 요구르트, 치즈에서 섭취되고, 채소와 된장에서도 소량 섭취된다. 글루타민 제품의 일반적인 용량은 하루 1,500~4,500mg을 식간공복에 복용한다.

• 글루타민을 하루에 1,600mg씩 복용하면 4주 안에 위궤양이 완쾌되기도 한다.

> ▶ 양배추가 궤양에 효과가 좋은 것도 글루타민이 많기 때문이다. 생양배추 주스를 바로 만들어 하루 1리터씩 마시면 가벼운 위궤양은 10일 만에 낫기도 한다.

✖ 임신부와 수유모는 의사 허락 없이 복용하면 안 된다. 신장과 간 기능부전 환자 역시 주의를 기울여 복용해야 한다.

글루타티온

7

Glutathione

글루타티온은 간에서 생산되는 강한 항산화물질로서 과음, 간경화, 간 질환 등이 있을 때 간의 글루타티온 수치가 낮게 나타나는 것을 볼 수 있다. 노화를 지연시키는 데 없어서는 안 될 '21세기 불로초'로 꼽힌다.

글루타티온(glutathione)은 간에서 생산되는 강한 항산화물질이지만, 나이가 들수록 생산량이 줄어들어 여러 가지 병에 걸리게 된다. 글루타티온이 부족하면 세포가 산화되어 적혈구세포벽이 잘 깨져 용혈성빈혈이 된다. 또 면역이 약해져 암 등에 걸릴 확률이 높아지고, 에이즈 환자는 더 빨리 사망하게 된다. 이처럼 노화를 지연시키고 건강한 몸을 유지하는 데 없어서는 안 될 중요한 항산화제이기 때문에 '현대판 불로초'로 꼽히기도 한다.

효과

• 글루타티온은 간의 해독과정에 절대적으로 필요하다. 과음, 간경화, 간 질환, 간염 등이 있을 때 간의 글루타티온 수치가 매우 낮다.
• 글루타티온은 항산화작용이 강하여 백내장에도 효과가 있다.

- 중금속, 농약, 플라스틱 독성, 자동차 매연가스, 담배, 처방약의 독성을 해독하는 데 없어서는 안 된다.
- 글루타티온은 인슐린 분비를 증가시켜 혈당을 내려 준다.
- 글루타티온 제품을 복용하면 장에서 잘 흡수가 되지 않는다. 하지만 장벽세포에 들어가 손상된 장벽세포를 복구하여 장점막을 정상화시키므로 대장염에도 효과적이다.

◆ 관련 질병 ◆

- 간염
- 건선
- 당뇨
- 백내장
- 잇몸병, 치주염
- 자궁경부이형증
- 천식
- 해독

7 글루타티온이 위 질병에 전체적으로 도움을 주지만, 각 질병의 세부적인 자연의학 치료법은 〈1권〉의 해당 질병을 보시기 바랍니다.(저자 주)

연구 결과

- 독성물질인 아플라톡신(aflatoxin)을 투입해 간암을 발생하게 한 쥐에게 글루타티온을 복용시킨 결과 눈에 띄게 간암이 감퇴하였고, 생존율도 크게 높아졌다. 아플라톡신으로 인해 간암에 걸린 쥐들 중 글루타티온을 주지 않은 쥐는 모두 24개월 안에 죽었지만, 글루타티온을 준 쥐는 81%가 계속 생존했다. 따라서 인간의 암 치료에도 가능성이 있을 것으로 보고 활발한 연구가 계속되고 있다.
- 글루타티온은 혈소판 응집을 억제하여 혈액순환을 좋게 하고 죽상동맥경화를 개선했다. 또 다른 연구

에서는 심장 관상동맥 바이패스(bypass) 수술을 한 환자의 심장 기능을 보호해 주었다.

- 글루타티온(glutathione)은 기억력과 수명에도 중요한 영향을 미치는 것으로 나타났다. 기억력이 감퇴된 사람은 대뇌에 글루타티온이 적고, 100세 이상 장수하는 사람은 상대적으로 글루타티온이 많은 것으로 연구되었다.
- 불임 남성에게 글루타티온 주사를 놓은 결과, 정충의 형태와 운동력이 크게 개선되었다.
- 시험관 실험에서는 허피스 바이러스의 증식을 눈에 띄게 억제하였다.

복용 방법/주의 사항

- 용량은 하루 50~600mg이지만, 급성 간염이나 간암, 대장염이 심할 경우 1,000mg 이상을 복용해야 한다.
- 글루타티온은 간에서 생산되므로 간을 상하게 하는 음주와 간에 부담을 주는 육식은 피해야 한다. 그리고 심하게 몸을 혹사한 경우에는 간을 활성화시키는 생약제와 영양제를 함께 보충해 주어야 한다.
- 글루타티온을 그냥 복용하면 장에서 잘 흡수가 되지 않는다. 글루타티온은 엘-시스테인(l-cysteine)이라는 아미노산에서 합성되므로, 엘-시스테인을 대신 복용하여 간에서 글루타티온을 합성하게 하는 것이 좋다. 한 단계 더 나아가, 엘-시스테인이 한층 흡수가 잘되게 하는 아세틸시스테인(NAC) NAC p.170 을 복용하면 훨씬 흡수가 잘되고 효과적

이다.

▶ 그러나 간염, 간경화, 간암 등의 질병이 심할 때에는 간에서 시스테인 (cysteine)을 대사하여 제거하는 능력(clearance)이 부족하고, 또 시스테인을 글루타티온으로 전환시키지 못하므로, 아세틸시스테인(NAC)보다 글루타티온을 직접 복용하는 것이 낫다. 글루타티온은 환원형(reduced form)이 더 효과가 좋다.

✖ 부작용이 보고된 적은 없으나, 임신부나 수유모는 복용을 금한다.

8 깅코
Ginkgo

깅코는 매우 강력한 항산화작용이 있어 알츠하이머, 중풍, 백내장 등의 예방과 개선에 폭넓게 쓰이고 있다. 특히 독일에서는 깅코를 알츠하이머 치료약으로 허가했을 정도로 대뇌 혈액순환 개선에 뛰어나고 아이들의 학습능력 향상에도 도움을 준다.

깅코(ginkgo)는 항산화제로 잘 알려진 비타민 C, E, 베타카로틴보다 더 강력한 항산화작용이 있다. 그래서 알츠하이머, 중풍, 백내장, 망막황반퇴화증(macular degeneration), 당뇨로 인한 망막 질환 등의 예방과 개선에 폭넓게 쓰이고 있다.

효과

• 깅코의 성분들은 혈관의 탄력을 유지하고 혈소판이 응고되는 것을 억제한다. 또 혈액을 맑게 하여 뇌와 사지말단으로의 혈액순환을 증가시킨다.

• 동맥경화로 인해 뇌에 혈액이 충분히 가지 못하면 뇌에 산소와 영양소가 부족하여 기억력이 감퇴하고 우울증이 올 수 있다. 깅코는 대뇌 혈액순환을 증가시키고 혈액을 맑게 하여 기억력을 좋게 하고 중풍을

예방해 줄 뿐 아니라, 아이들의 학습능력 향상에도 도움을 준다.

- 대뇌 혈액순환과 알츠하이머병을 치료하는 처방약과 거의 같은 효과가 있다. 알츠하이머가 가장 잘 걸리는 두뇌 부위(hippocampus)의 수용체에 신경 전달이 잘되도록 하여 초기 알츠하이머를 크게 지연시키고 기억력을 증진시키는 것으로 나타났다.

- 신경세포의 손상을 보호해 주는 작용이 있어 중풍 후 장기 복용하면 대뇌 혈액순환과 대뇌 신경 손상의 회복, 당뇨로 인한 신경 손상에도 효과를 볼 수 있다.

- 손발 혈액순환을 좋게 하는 데 깅코만 한 것을 찾기가 쉽지 않다. 우리 몸에서 혈액순환이 가장 안 되는 종아리에 걸을 때마다 심하게 통증을 느끼는 사람도 3~6개월간 복용하면 통증이 감소하며, 하지정맥류도 개선된다. 또 손발에 혈액이 통하지 않아 차고 퍼렇고 심하면 썩기도 하는 레이노병(Raynaud's disease)에도 효과를 보이며, 당뇨로 인한 말초순환장애에도 효과가 있다.

- 깅코는 고혈압 치료에도 우선적으로 쓰이는데, 혈관벽을 이완시켜 혈압을 내리는 작용을 하기 때문이다.

◆ 관련 질병 ◆

- 고혈압
- 녹내장
- 당뇨
- 동맥경화증
- 발기부전
- 백내장
- 손발 혈액순환
- 아토피성 피부염
- 알츠하이머, 치매
- 암
- 이명증
- 중풍
- 천식
- 학습능력 향상

8 깅코가 위 질병에 전체적으로 도움을 주지만, 각 질병의 세부적인 자연의학 치료법은 〈1권〉의 해당 질병을 보시기 바랍니다.(저자주)

- 혈액순환장애로 혈액이 음경해면체로 충분히 들어가지 못해도 발기부전이 일어난다. 이런 경우 깅코(ginkgo)로 처방하면 부작용도 없고 경제적이다.

> ● 만약 깅코로 발기부전에 효과가 나타나지 않으면 DHEA와 남성호르몬(testosterone)이 낮을 수 있으므로, 혈액검사를 해 보고 그 결과에 따라 약을 처방받아야 한다. 전반적으로 몸이 건강하고 혈액순환이 잘되어야 발기부전이 생기지 않으므로 발기부전 치료는 종합적인 노력이 필요하다.

- 깅코는 항산화작용이 강하여 방사선 치료의 부작용을 감소시켜 주고, 갑자기 귀에서 소리가 나는 이명증에도 효과가 있다. 망막퇴화증과 당뇨로 인한 망막 질환, 백내장에도 효과적이다.

연구 결과/사례

- 독일에서는 깅코를 알츠하이머 치료약으로 허가하였다. 40명의 초기 알츠하이머 환자에게 하루 320mg의 깅코를 3달간 복용시켰더니 기억력과 집중력, 기분이 개선되었다.
- 뇌로 혈액순환이 잘 이루어지지 않아 생기는 우울증에는 깅코가 자연적인 항우울제작용을 한다. 노인 우울증 환자들에게 하루 320mg씩 깅코를 복용시킨 결과, 4주 후 현저하게 우울증이 개선되었고 8주 후에는 훨씬 증상이 나아졌다.
- 연구에 의하면 깅코를 복용하는 사람들은 모세혈관의 혈액순환이 57%나 증가하는 것으로 나타났다.

🧰 45세 여성이 종종 발이 차고 아프다고 하여 깅코 60mg을 하루 3번씩 복용하게 했다. 서서히 발의 통증이 감소하고 조금씩 온기가 돌아오기 시작하더니 두 달 후에는 완전히 회복되었다.

복용 방법/주의 사항

깅코는 효과를 보려면 보통 8주 정도는 복용해야 한다. 연구에 가장 많이 쓰이는 용량은 하루 120~360mg이다.

• 녹내장: 40~80mg씩 하루 3번
• 동맥경화증: 80mg씩 하루 3번, 혹은 160mg씩 하루 2번
• 알츠하이머: 초기에는 하루에 240~320mg. 최소 12주 정도는 복용해야 하며, 호전된 상태를 유지하려면 평생 복용하는 것이 좋다.
• 천식: 하루 120~360mg. 효과를 보려면 보통 12주 정도는 복용해야 한다.

✖ 혈액을 묽게 하는 쿠마딘(Coumadin)이나 아스피린 등을 복용하는 사람은 깅코를 복용하면 혈액이 더 묽어지므로, 의사와 상의하여 쿠마딘의 용량을 줄일 수 있다.

> ▶ 아스피린은 위궤양이 생길 수 있고 장벽을 상할 수 있으므로 가능한 한 먹지 않는 게 좋다. 베이비 아스피린도 마찬가지다. ☞ **아스피린 등의 부작용** p.82

딤
Diindolylmethane; DIM

딤은 여성호르몬을 분해하여 유방암, 자궁암, 자궁내막증, 자궁근종 등 여성호르몬 과잉으로 인한 각종 질환과 폐경기 증상을 개선하는 데 쓰인다. 또한 과잉 여성호르몬으로 인한 비만을 억제하는 효과도 뛰어나다.

딤(diindolylmethane; DIM)은 여성호르몬(에스트로겐estrogen)을 분해하여 여성호르몬 과잉으로 인한 각종 질환과 폐경기 증상을 개선하는 데 쓰인다. 또한 흉선의 작용을 강화하고 면역을 올려 주어 항암작용을 하고, 항산화 작용으로 간의 해독작용을 향상시킨다.

효과

• 딤(DIM)은 항암작용이 있으며 암으로 새로운 혈관이 생기는 것(angio-genesis)을 억제한다. ■ 여성호르몬 과잉으로 발생하는 유방암, 자궁암, 다낭성난소증후군(PCOS), 자궁내막증, 자궁근종, 자궁경부이형증, 자궁경부암, 월경전증후군, 월경부조, 비만, 전립선비대증, 전립선암

■ 암으로 새로운 혈관이 생기면 영양이 공급되어 암이 더 빨리 자라게 된다.

과 여성호르몬 우세로 인한 여러 가지 폐경기 증상에 쓰인다. 특히 유방암 환자의 치료에 빠지지 않으며, 바이러스를 억제하여 유두종 바이러스(human papilloma virus; HPV)에 의한 자궁경부이형증, 자궁경부암에도 쓰인다.

- 여성호르몬은 여성의 체형을 통통하고 여성스럽게 만들기 때문에 많을 경우 살이 찌게 된다. 그리고 살이 찌면 체지방에서 여성호르몬이 생산되어 더욱 살이 찌게 된다. 이러한 사이클의 반복을 끊기 위해서는 과잉 여성호르몬을 분해시켜야 하는데, 딤(DIM)은 그러한 역할이 뛰어나다.

  ▶ 간에서도 잉여 여성호르몬을 분해하므로 간 기능이 좋아야 살도 쉽게 빠진다.

- 딤(DIM)이 많이 들어 있는 양배추, 브로콜리, 콜리플라워, 브뤼셀양배추, 케일 등을 많이 먹으면 살을 빼는 것이 훨씬 수월해진다.■■ 이러한 야채류가 부족한 여성일수록 유방암, 자궁암, 난소암 등에 잘 걸리고 폐경기 증상이 더 심하게 나타나는 것을 볼 수 있다.

■■ 양배추, 브로콜리 등의 야채에 많이 들어 있는 성분(Indole-3-carbinol)이 위산을 만나면 딤(DIM)으로 전환되기 때문이다. 제품화된 딤(DIM)은 흡수가 더 잘되어 효과가 뛰어나고 경제적이다.

◆ **관련 질병** ◆

- 비만
- (유방)암
- **여성호르몬 과잉으로 인한 각종 질병**
- **월경전증증후군**(PMS)
- **전립선비대증**
- **폐경기 증상**

9 **딤(DIM)**이 위 질병에 전체적으로 도움을 주지만, 각 질병의 세부적인 자연의학 치료법은 〈1권〉의 해당 질병을 보시기 바랍니다.(저자 주)

연구 결과/복용 방법

- 동물에게 유방암 발암물질을 투여한 실험에서 딤(DIM)은 유방암에 걸리는 동물 수를 크게 감소시켰고, 유방암에 걸린 동물의 종양 수를 뚜렷이 줄여 주었다. 다른 동물실험에서는 자궁내막암, 폐암, 설암, 대장암, 간암에 항암작용이 있는 것으로 나타났다.
- 딤(DIM)은 유방암 치료제(Tamoxifen)의 효과를 높여 주는 작용이 있다.
- 딤(DIM)은 동물과 인체실험에서 유두종 바이러스에 의한 발병을 현저하게 억제하였다.
- 나쁜 콜레스테롤의 산화를 방해하는 항산화작용이 뛰어나 죽상동맥경화를 억제했다.
- 딤(DIM)의 하루 권장 용량은 100mg이지만, 비만이나 질병 개선에는 100mg씩 하루 3번 복용한다.

> ▶ 여성호르몬을 분해하고 해독시켜 주는 칼슘글루카레이트(calcium dglucarate)와 같이 복용하면 훨씬 효과적이다. 칼슘글루카레이트 p.238

✖ 임신부나 수유모는 장기 복용 연구 결과가 나올 때까지는 복용을 금한다.

plus+

비만 환자에게는 식욕을 조절해 주거나 지방 연소를 높이거나 변비를 없애 주는 등의 여러 자연치료제들이 실질적인 도움을 준다. 여성의 경우는 여기에 여성호르몬을 억제하는 황체호르몬크림과 여성호르몬을 분해하는 딤(DIM), 칼슘글루카레이트를 추가하면 훨씬 효과를 높일 수 있다.

☞1권 비만을 위한 자연치료제 p.264

10 마그네슘

Magnesium; Mg ※ 마그네슘과 칼슘은 1:2 비율로 같이 먹어야 한다.

마그네슘은 혈관이 수축하는 것을 방지하고, 심장근육세포가 강하게 수축하는 것을 약화시켜 혈압을 낮춰 준다. 그리고 심장의 펌프 기능을 조절하고 혈관을 확장시켜 협심증, 심장마비를 예방하는 데 도움을 준다. 그래서 마그네슘을 '자연이 준 혈압약'이라고 부른다.

마그네슘(magnesium; Mg)은 신경전달 물질을 만들고 세포막을 건강하게 하며 위산을 만들어 소화를 돕는 중요한 미네랄이다. 또한 혈관과 심장의 근육을 이완시켜 혈압을 내리고, 성인당뇨의 혈당과 콜레스테롤을 낮춰 준다. 그 밖에도 힘을 쓸 때 근육을 수축시키는 등 300가지가 넘는 작용을 한다. 우리 몸에서 마그네슘(Mg)의 50%는 뼛속에 있어 뼈를 강하게 만들고, 25%는 근육세포에서 에너지, 핵산, 단백질을 생산한다.

효과/마그네슘 부족 증상

• 마그네슘(Mg)은 심장근육에 20배나 많이 모여 있어 심장의 펌프 기능을 조절하고 혈관을 확장시켜 협심증, 심장마비를 예방한다. 마그네슘은 세포로 칼슘이온이 들어가는 것을 조절하여 혈관이 수축하는 것을 방지하고, 심장근육세포가 강하게 수축하는 것을 약화시켜 혈압을

낮춰 준다. 그래서 마그네슘을 '자연이 준 혈압약 (nature's calcium channel blocker)'이라고 한다(고혈압 처방약에도 'calcium channel blocker' 종류가 있다). 연구에서도 마그네슘을 적게 섭취하는 지역의 사람들이 상대적으로 혈압이 높게 나타났다. 마그네슘의 혈압을 낮추는 작용과 혈관 이완작용이 부족하기 때문이다. ▪

• 마그네슘(Mg)이 부족하면 혈관근육이 수축되어 혈액순환이 잘 안 되고 고혈압이 된다. 그리고 관상동맥이 수축되어 협심증, 부정맥, 승모판이상증, 심장마비 등 심장병이 생길 수 있다. 또 근육이 수축되어 쥐가 잘 나고 눈 밑이 떨리며, 뇌혈관을 수축시켜 편두통이 올 수 있다. 딸꾹질도 자주 나고 기관지가 수축되어 천식이 생기는 경우도 있다.

▪ 심장은 힘차게 수축하면서 혈액을 쭉 밀어냈다가 크게 풀어지면서 (이완) 혈액이 다시 심장에 들어오는 동작을 규칙적으로 반복한다. 이때 큰 역할을 하는 두 가지 미네랄이 바로 칼슘과 마그네슘이다. 칼슘은 심장근육을 수축시키고 마그네슘은 이완시킨다. 따라서 둘 중 하나라도 과하거나 부족하면 심장에 이상이 생길 수밖에 없다. 오늘날 현대인은 칼슘보다 마그네슘이 더 부족한 것으로 조사되고 있다. 마그네슘이 부족하면 심장근육을 이완시키지 못해 심장박동이 불규칙해지고 부정맥을 비롯해 심방세동, 심실세동이 일어난다. 또 심장을 수축할 수 없어 혈압이 떨어지고 위험한 지경에 이르기도 한다. 그래서 심장과 관련한 치료제에는 대개 마그네슘이 포함되어 있다.

◆ 관련 질병 ◆

• 고혈압
• 골다공증
• 녹내장
• 당뇨
• 동맥경화증
• 부정맥
• 불면증
• 심장병
• 신석증
• 알츠하이머, 치매
• 월경전증후군(PMS)
• 임신중독증
• 집중부족증(ADD)
• 천식
• 치질
• 폐경기 증상
• 협심증

10 마그네슘(Mg)이 위 질병에 전체적으로 도움을 주지만, 각 질병의 세부적인 자연의학 치료법은 〈1권〉의 해당 질병을 보시기 바랍니다.(저자 주)

⚕️ 내 환자 중에도 마그네슘을 복용하자 혈압이 내려가고, 오랜 두통이 사라지며 신장결석이 없어진 경우가 있다.

한편 오랜 시간 책상에 앉아 업무를 보는 직장인들이 목과 어깨 근육이 뭉쳐 화끈거릴 정도로 아프다며 통증을 호소하는 일이 많다. 이는 잦은 스트레스로 마그네슘(Mg) 소모가 많아 근육이 뭉치고 혈관이 수축된 것으로, 그 부위에 산소가 부족하고 탄산가스와 젖산이 많이 생겨 통증이 생기기 때문이다. 이때 마그네슘을 보충하면 혈관이 열리고 혈액이 통하여 탄산가스와 젖산이 빠지고 산소가 공급되어 통증이 가라앉게 된다.

> ▶ 마그네슘(Mg)은 어느 부위든 근육을 이완시키므로 섬유근육통에 하루 1,000mg씩 복용하면 효과가 있다. 마그네슘이 부족하면 무엇이든 수축시키고 신경을 예민하게 하고, 마그네슘이 충분하면 무엇이든 이완시키고 신경을 가라앉힌다.

- 마그네슘(Mg)은 근육을 이완시키는 작용이 있어 자궁근육을 풀어 주기 때문에 월경통에도 효과가 있다. 식은땀을 흘리며 학교에도 못 갈 정도로 월경통이 심했던 여학생이 마그네슘을 먹으면서 월경통이 없어졌다고 신기해하는 일이 많은데, 바로 이런 원리 때문이다.
- 칼슘을 과다 복용하면 칼슘이 혈관벽에 침적되어 혈관을 석회화하므로 동맥경화가 오고, 혈관이 막히며 신장결석 등이 생긴다. 마그네슘(Mg)과 구연산(citric acid)을 결합시켜 만든 구연산마그네슘(magnesium citrate)은 흡수가 잘되고 조직과 관절 안의 칼슘침적을 녹여 낸다. 따라

서 어깨관절이 아프고 팔을 못 올리는 증상에 효과적이고, 혈관 석회화와 신장결석을 방지하는 데도 도움을 준다.

- 마그네슘(Mg)이 부족하면 피부에 개미가 기어 다니는 것 같거나, 불에 덴 듯하거나, 찌르는 것 같은 신경감각이상(paresthesia)이 생긴다. 또 정신이 흐리고 조바심이 많아지며 화를 잘 내고 불면증에 시달린다. 큰소리에 잘 놀라고 밝은 빛에 눈이 부시다.

- 머리가 잘 빠지고 잇몸이 붓고 월경통, 월경전증후군(PMS), 요통, 신석증이 생기게 된다. 또 식욕이 없어지고 매슥거리거나 구토가 나기도 한다.

- 단것을 좋아하고 초콜릿을 좋아하는 것도 마그네슘(Mg) 부족증이며, 마그네슘을 보충하면 단것을 먹고 싶은 욕구가 서서히 없어진다.

- 마그네슘(Mg)이 부족하면 골세포 작용이 감소하고 골밀도와 뼈의 탄성이 약해져 잘 부러지게 된다. 마그네슘은 특히 폐경기 여성의 골밀도를 높여 준다.

- 변이 굳어 배변이 힘든 사람이 마그네슘(Mg)을 복용하면 변이 적당히 부드러워져 배변이 편안해진다. 마그네슘은 대장에서 수분 흡수를 감

적과의 동침? 칼슘과 마그네슘

칼슘과 마그네슘은 흡수를 위해 항상 서로를 필요로 한다. 하지만 칼슘을 많이 섭취하면 마그네슘의 흡수가 감소하고, 칼슘이 적으면 마그네슘의 흡수가 증가하는 미묘한 관계이기도 하다. 칼슘과 마그네슘의 적당한 비율은 2:1 또는 1:1이다. 만약이 비율을 어기고 칼슘만 많이 섭취했을 경우 어떤 일이 벌어질까. 칼슘이 다 흡수되지 못하고 마그네슘도 흡수가 감소되어 뼈의 탄성이 약해지고 건강이 저하된다.

소시켜 대변을 부드럽게 한다. 너무 과하게 먹으면 설사를 하게 되므로 양을 조금씩 늘려 가며 자기에게 맞는 양을 찾는 것이 좋다.

마그네슘으로 묵은 변비를 없애는 방법

변비가 오래되어 대장에 변이 꽉 찬 사람은 마그네슘을 많이 복용하여 한차례 시원하게 설사를 하는 것도 좋은 방법이다. 이렇게 하면 다량의 묵은 변과 나쁜 균들이 한꺼번에 배출되므로 대청소를 하게 되는 셈이다. 그런 다음 나쁜 균들이 다시 증식하지 못하도록 나쁜 균들과 곰팡이를 죽이는 약을 먹어 대장을 깨끗이 한다. 그리고 나서 좋은 균인 소장균, 대장균을 먹어 대장을 건실하게 바꿔 놓으면 변비가 사라지고 여러모로 건강이 좋아진다.

소장균, 대장균 p.134   1권 칸디다증 자연치료법 p.460

- 우리가 많이 사용하는 정수기물은 마그네슘(Mg) 등 좋은 미네랄들까지 걸러내 마그네슘이 부족한 경우가 많다.■ 또한 변비약 과용으로 인한 설사도 마그네슘 부족을 만든다.
- 정신적 스트레스, 예민한 성격, 과도한 노동으로도 마그네슘(Mg) 소모가 많아진다. 또 소화흡수불량, 비타민 D의 과다 복용, 신장병, 이뇨제 과용, 피임약, 인슐린, 코티손 등의 복용, 당뇨병, 알코올 중독, 갑상선항진증 등이 있어도 마그네슘이 많이 소모된다. 마그네슘이 부족하면 칼륨(포타슘)도 부족하게 되어 혈압이 더욱 높아질 수 있다.

▶ 마그네슘(Mg)은 주로 정제하지 않은 곡류, 콩, 견과류, 과일, 야채에 많

■ 상대적으로 우물물처럼 마그네슘이 많은 경수(hard water)를 먹는 지역에서는 심장병 발생이 적은 것으로 나타났다.

다. 반대로 백미와 흰 밀가루, 과도한 육식은 마그네슘을 부족하게 만든다.

- 알코올은 마그네슘(Mg)을 소변으로 배출시킨다. 따라서 알코올 중독자는 마그네슘이 결핍되어 골다공증과 심장병에 걸리기 쉽다. 마그네슘(Mg)은 전신세포에서 에너지를 만들어 주므로 마그네슘이 부족하면 기운이 없고 피곤하게 된다. 마라톤, 장거리 스키, 사이클, 수영 등 높은 에너지가 필요한 운동선수들이 마그네슘 보조제를 복용하는 이유가 여기에 있다.

연구 결과/사례

- 편두통에도 하루 500mg씩 마그네슘(Mg)을 복용하면 예방에 도움이 된다. 편두통을 자주 앓는 81명에게 하루 600mg의 마그네슘(Mg)을 12주간 복용하게 했더니, 편두통 재발률이 41.6%나 감소했다. 이것은 마그네슘이 혈관근육을 이완시켰기 때문이다.
- 20세에서 57세 사이의 편두통 환자 30명(여성 24명, 남성 6명)에게 마그네슘(Mg) 1,000mg을 정맥주사했더니 87%의 환자가 두통이 완전히 없어졌고, 밝은 빛에 눈이 부시는 증상도 없어졌다.
- 마그네슘(Mg)은 1906년 임신중독증에 처음 사용되기 시작했고 지금은 임신중독증에 일반화되어 사용되고 있다. 산모가 마그네슘을 복용하면 지적장애와 뇌성마비 신생아를 출산할 확률이 감소하는 것으로 나타났다.
- 월경전증후군(PMS)이 있는 사람은 대개 마그네슘(Mg)이 부족한 것으로

나타났다. 한 연구에 따르면 하루 200mg의 마그네슘을 복용한 여성은 유방 팽창, 복부 팽만, 체중 증가, 손발 부종 등이 감소했다. 다른 연구에서는 월경 시작 15일 전부터 360mg의 마그네슘을 하루 3번 복용했더니 월경통과 신경질 등이 크게 감소하였다.

• 동물실험에서 마그네슘(Mg)이 부족하면 혈관벽이 상하여 죽상동맥경화가 되었다. 반면 마그네슘을 먹이면 콜레스테롤과 중성지방을 내리고 죽상동맥경화를 억제하였다.

• 몇 가지 연구에 의하면 마그네슘(Mg)은 당뇨에도 효과가 있다. 당뇨 환자의 25~38%는 마그네슘 부족증이 있으며, 이것이 세포의 인슐린에 대한 민감도를 저하시키고 인슐린의 분비를 저해하여 혈당을 높였다. 반대로 성인당뇨 환자에게 마그네슘을 복용하게 한 연구에서는 인슐린에 적극 반응하여 혈당을 내렸다. 8명의 성인당뇨 노인 환자에게 하루 2,000mg의 마그네슘을 복용시켰더니 현저하게 인슐린작용이 개선되어 혈당이 감소하였다. 또 다른 연구에서는 하루 100mg의 소량에서도 어느 정도 효과가 있는 것으로 나타났다.

• 마그네슘(Mg)은 천식 환자의 기관지를 확장시키고 폐 기능을 좋게 하였다. 또한 녹내장에도 하루 2번 150mg씩 1달간 복용하고서 시야범위가 좋아졌다는 연구 결과가 있다.

• 마그네슘(Mg)은 칼슘을 녹여 신장결석이 생기는 것을 억제해 준다. 55명의 신장결석 환자에게 구연산마그네슘(magnesium citrate)을 하루 500mg씩 4년간 복용시켰더니 85%의 환자가 신장결석이 없어졌다.

🧳 낮에는 근육 경련이 가끔씩 나타나지만 밤에는 잠을 제대로 못 잘 정도로 심하다는 50대 여성 환자에게 마그네슘을 복용하게 했더니, 3일 후부터 근육 경련이 없어지고 숙면할 수 있게 되었다.

복용 방법/주의 사항

• 일반적인 용량은 하루 100~350mg. 섬유근육통(fibromyalgia)으로 고용량을 복용할 때는 설사를 할 수 있으므로 250mg으로 시작하여 점차 용량을 늘려 가고 식후에 복용한다.

> ▶ 마그네슘 글리시네이트(magnesium glycinate)는 고용량을 먹어도 설사를 일으키지 않는다.

• 하루 350mg 이상을 먹으면 설사를 일으킬 수 있다. 매슥거림과 복통이 있을 수 있으나 식사와 함께 먹으면 덜하다. 마그네슘(Mg)은 알칼리성이라 식후에 먹으면 소화가 덜 될 가능성이 있으나 구연산마그네슘(magnesium citrate)은 그럴 염려가 없다. 그래도 소화가 잘 안 되는 사람은 위산과 함께 복용하기를 권한다.

✖ 임신부와 수유모는 하루 350mg 이상 복용하지 말아야 한다.
✖ 신부전증 환자, 중증근무력증 환자는 복용하면 안 된다.

11 멜라토닌
Melatonin

멜라토닌은 대뇌의 송과선에서 생산되는 수면 촉진 호르몬이다. 어두워지면 생산이 증가하여 잠이 들게 되고, 밝아지면 생산이 감소하여 잠에서 깨게 된다.

효과

- 아미노산인 트립토페인(tryptophan)이 5-HTP로 전환되어 비타민 B_6에 의해 세로토닌(serotonin)이 되고, 멜라토닌(melatonin)으로 전환된다. 멜라토닌의 생산을 저해하는 것으로는 알코올, 아스피린, 카페인, 항염진통제, 담배의 니코틴, 혈압약(beta blocker, calcium channel blocker), 진정제 등이 있다.
- 멜라토닌은 멜라토닌 수치가 낮은 사람에게만 효과가 있는 것으로 보인다. 따라서 불면증이 있는 사람은 멜라토닌과 함께 칼슘, 마그네슘, 비타민 B 종류, 신경을 안정시키는 약초와 5-HTP가 모두 포함된 종합 불면증 자연치료제를 복용하는 것이 더 효과적이다.

연구 결과

- 여러 가지 연구에 의하면 멜라토닌은 불면증에 효과가 있다. 밤에 분비되는 멜라토닌의 양만큼 차츰 복용량을 늘린 사람은 각종 불면증이 사라지고 수면을 취할 수 있었다. 또 밤늦게까지 일을 하는 사람도 잠을 잘 잘 수 있었다.
- 수면제를 장기 복용하는 18명에게 멜라토닌을 6주간 복용시켰더니 14명이 수면제를 완전히 끊을 수 있었다.
- 비행기 여행의 시차(jet lag)로 인한 불면증 연구는 그 결과가 엇갈리고 있다. 또 최근 한 대형 연구에서는 멜라토닌이 가짜 약(placebo)보다 별 효과가 없는 것으로 나타나기도 했다.

하지만 내 환자 중에는 멜라토닌으로 좋은 효과를 본 사람들이 많다.

- 9개월에서 18세의 수면장애가 있는 아이들 6명에게 잠자기 전에 5mg의 멜라토닌을 복용하게 했더니, 6명 중 5명이 곧바로 수면 상태가 좋아졌다.
- 암에 효과가 있고 면역 증진작용도 있다는 연구 결과가 있지만 아직까지는 매우 초기 단계이므로 단

11 멜라토닌이 위 질병에 전체적으로 도움을 주지만, 각 질병의 세부적인 자연의학 치료법은 〈1권〉의 해당 질병을 보시기 바랍니다.(저자 주)

정 지을 수 없다. 또 노화를 지연시켜 주고 심혈관계 질환과 우울증, 계절병, 성 기능장애에 효과가 있다는 것 역시 뒷받침할 만한 연구 근거가 없다.

복용 방법/주의 사항

일반적인 불면증과 시차(jet lag)로 인해 생긴 불면증에 필요한 용량은 0.3~3mg이지만, 보통 2~3mg을 복용하며, 5mg을 복용해야 하는 경우도 있다. 이것은 각자에게 맞는 복용량을 찾아야 한다는 뜻이다. 2주 이상은 복용하지 않는 것이 좋다.

✹ 멜라토닌의 부작용으로 우울증이 올 수 있으므로 우울증 환자는 복용하지 말아야 한다.

✹ 낮에도 졸릴 수 있으므로 위험한 기계작업 등을 하는 사람은 복용하지 말아야 한다.

✹ 임신을 원하는 여성은 멜라토닌을 복용하지 말아야 한다. 멜라토닌을 고용량 복용하면 배란이 억제되어 임신이 되지 않을 수 있다.

✹ 간질이 있는 사람은 재발할 수 있으므로 복용을 금한다. 임신부나 수유모, 어린이도 복용하지 않는 것이 좋다.

plus⁺

우울증 환자, 간질 환자, 임신을 원하는 여성은 멜라토닌을 복용하면 안 된다.

12	# 버버린
	Berberine

약초 버버린은 매우 안전하고 효과가 뛰어난 '천연항생제'라 할 수 있다. 연쇄
상구균, 포도상구균, 칸디다를 비롯한 곰팡이, 미생물 등에 광범위하게 항생작
용을 한다. 항생제는 장내 유익한 소장균, 대장균까지 모두 죽이지만 버버린은
유익한 균은 죽이지 않는다.

버버린(berberine)은 베르베리스 아퀴폴리움(berberis aquifolium; 오레곤 그레이프
oregon grape), 베르베리스 불가리스(berberis vulgaris; 버버리즈barberry), 베르베리
스 아리스타타(berberis aristata; 트리 테메릭tree turmeric; 강황)의 뿌리와 줄기 껍
질의 주성분으로 항생작용이 뛰어나다. 대장균(E. coli)을 비롯하여 박테
리아, 바이러스, 곰팡이, 원생동물(protozoans), 기생충을 죽이는 작용을
하여 세균성 설사와 기생충 제거에도 쓰인다. 특히 대장 내 소화가 안
된 아미노산을 독소로 전환시키는 박테리아의 효소를 억제하며, 나쁜
균들과 칸디다곰팡이를 죽이고 장의 연동운동을 촉진시킨다.

효과/연구 결과

• 변비를 없애는 작용을 하여 대장을 청소하는 용도로 매우 우수하며 방
  광염, 요도염에도 효과가 있다.

- 담즙을 분비하는 기능이 뛰어나 간의 독소를 배출해 줌으로써 간 기능을 좋게 하고 담 질환, 황달에도 쓰인다.
- 우리 몸 최대의 독소인 변비를 없애고, 최대 해독 기관인 간의 독소를 배출해 주기 때문에 버버린을 복용하고 나서 기미가 옅어지고 얼굴이 환해지는 사례가 많다. 또한 나쁜 박테리아, 칸디다곰팡이 등을 광범위하게 살상하는 작용이 있어 건선, 피부병에 매우 효과적이다.

  > ▶ 반면 항생제는 좋은 소장균, 대장균까지도 죽이기 때문에 나쁜 박테리아, 곰팡이들이 다시 번성하여 건선을 악화시킨다. [1권 건선 p.136]

- 공식적인 연구 결과는 아니지만, 마약이나 아편의 금단현상에 버버린이 사용되었다는 기록이 있다. 또한 민간요법으로 설사, 소화불량, 통풍, 류머티즘 관절염(관절염), 요통에도 사용되어 왔다.
- 고양이를 대상으로 한 실험에서 심장근육에 작용하여 수 시간 동안 혈압을 내렸다. 쥐 실험에서는 쥐의 담즙 분비를 72%나 증가시켰다.

◆ 관련 질병 ◆

- 건선, 기미, 피부진균
- 류머티즘 관절염
- 변비
- 방광염
- 축농증(부비강염)
- 칸디다증
- 항박테리아, 항염

12 버버린이 위 질병에 전체적으로 도움을 주지만, 각 질병의 세부적인 자연의학 치료법은 〈1권〉의 해당 질병을 보시기 바랍니다.(저자 주)

복용 방법/주의 사항

1일 용량은 하루 400mg이며, 800mg 이상은 복용하지 않는 것이 좋다.

> ▶ 자몽씨 추출물(grapefruit seed extract)과 함께 사용하면 효과가 더욱 증강되어 콤비로 잘 쓰인다.

✖ 적정량을 쓰면 부작용이 없다. 하지만 4,000mg 이상을 복용하면 정신이 약간 흐려지며 코피가 나고 구토, 설사와 함께 신장에 부담을 줄 수 있다.

✖ 버버린은 자궁을 수축시키는 작용이 있으므로 임신부와 수유모는 복용을 금한다.

plus+

임신부와 수유모, 12세 이하 어린이는 버버린 대신 소장균·대장균을 복용할 수 있다. ☞ 소장균, 대장균 p.134

13 베타시토스테롤

Beta-Sitosterol

호박씨 등 여러 식물에 들어 있는 베타시토스테롤에는 전립선 기능을 좋게 하
는 작용이 있다. 쏘팔미토, 파이지움 등 전립선 치료에 널리 쓰이고 있는 약초
에도 이 성분이 포함되어 있다.

베타시토스테롤(beta-sitosterol)은 여러 식물에 널리 함유되어 있으며, 대
표적인 것이 호박씨이다. 전립선 기능을 좋게 하는 작용이 있어 유럽에
서는 전립선비대증 치료제로 사용되고 있다. 전립선 치료에 사용되고
있는 쏘팔미토(saw palmetto; serenoa repens: 미국 플로리다 해안에서 자생하는 야자나무
열매의 추출물), 파이지움(pygeum africanum) 등의 약초에도 이 성분이 함유되
어 있다.

효과/연구 결과/복용 방법

• 베타시토스테롤은 시험관 실험에서 전립선암세포 LNCaP를 죽이는
  것으로 나타났으며, 전립선염에도 항염작용을 하였다.

• 다른 연구에서는 전립선비대증 환자 519명에게 26주간 복용하게 했
  더니, 소변 증상이 현저하게 개선되었다.

- 콜레스테롤에 관한 연구에서는 전체 콜레스테롤은 평균 10%, 나쁜 콜레스테롤(LDL)은 13% 낮추어 주었으며, 좋은 콜레스테롤(HDL)과 중성지방에는 큰 변화가 없었다.
- 전립선비대증 개선에 적당한 용량은 하루 3번 20~130mg을 식사와 같이 복용하면 된다. 현상유지를 위해서는 10~65mg씩 하루 2~3번 복용하는 것이 적당하다.

◆ 관련 질병 ◆

- 전립선비대증
- 전립선암
- 콜레스테롤

13 베타시토스테롤이 위 질병에 전체적으로 도움을 주지만, 각 질병의 세부적인 자연의학 치료법은 〈1권〉의 해당 질병을 보시기 바랍니다.(저자 주)

14 베타카로틴

Beta-Carotene

베타카로틴은 당근에 가장 많이 함유되어 있고, 캔타롭(cantaloupe), 브로콜리, 시금치 등에도 많다. 베타카로틴이 많은 과일, 야채를 하루 3번 이상 먹는 사람은 암이나 심장병에 걸릴 확률이 현저히 낮았고, 특히 폐암을 예방하는 효과가 뛰어났다.

베타카로틴(beta-carotene)은 비타민 A의 전구물질로서 비타민 A와 그 작용이 거의 같으나 부작용이 없어 비타민 A 대용으로 쓰인다. ☞ 비타민 A 과용으로 인한 부작용 p.92 항산화작용을 하며 면역을 증강시키고 각종 암을 예방, 억제하는 작용이 있다. 심장병과 동맥경화 방지에도 효과가 있다.

효과

- 베타카로틴은 몸에서 비타민 A로 전환되어 비타민 A와 같은 작용을 하는 데다 비타민 A보다 훨씬 안전하다. 따라서 잇몸병, 치주염에는 비타민 A 대신 베타카로틴 복용을 더 권장한다.
- 건선, 여드름에도 비타민 A 대신 베타카로틴을 복용하는 것이 더 안전하며, 베타카로틴이 풍부한 스피룰리나를 복용하는 것도 추천할 만하다. ☞ 스피룰리나 p.142

- 베타카로틴은 남성 불임을 개선하는 데에도 비타민 E, 비타민 C와 협동작용을 한다.
- 베타카로틴이 결핍되면 자궁경부이형증이 3배나 더 심해지고 경부암에 걸릴 확률도 높아진다.
- 야채, 과일에는 비타민 A, C, E와 베타카로틴, 셀레니움(selenium), 아연(zinc) 등 항산화제가 풍부하여 유해산소를 억제하고 염증을 가라앉힌다. 항산화제가 적은 사람은 류머티즘에 걸릴 확률이 높다.

연구 결과

- 베타카로틴과 비타민 E, 셀레니움을 함께 복용하면 위암과 식도암을 효과적으로 방지해 주며, 동물실험에서도 이 같은 현상이 확인되었다. 시험관 실험에서는 전립선암의 성장을 눈에 띄게 억제하는 것으로 나타났다.
- 한 연구에서 50~69세 사이의 핀란드 흡연자들에게 하루 3,000IU의 베타카로틴과 비타민 E 75IU를 5~8년간 복용시켰다. 그 결과 폐암이 현저하게 증가했는데, 이것은 담배를 피우는 사람한테는 오히려 역효과가 날 수 있다는 것을 보여 주는 사례다. 아직까지 베타카로틴(beta-carotene)의 복용이 폐

◆ 관련 질병 ◆

- 건선
- 동맥경화, 심장병
- 류머티즘 관절염
- 면역 증강
- 불임증
- 안구 질환
- 여드름
- 잇몸병, 치주염
- 자궁경부암
- 자궁경부이형증
- 항산화, 항암

14 베타카로틴이 위 질병에 전체적으로 도움을 주지만, 각 질병의 세부적인 자연의학 치료법은 〈1권〉의 해당 질병을 보시기 바랍니다.(저자 주)

암을 증가시키는지의 여부는 확실히 밝혀지지 않았으나, 흡연자에게 안전한 용량이 연구될 때까지 베타카로틴의 복용을 자제하거나, 담배를 끊고 나서 복용하는 것이 안전하겠다. 한편 체내 베타카로틴이 부족한 사람에게 베타카로틴을 복용시켰더니 췌장암 발생률이 35% 감소하였다.

- 체내 베타카로틴이 부족한 사람에게 하루 83,000IU의 고용량을 12년간 복용시킨 연구에서 전립선암 발생률이 32% 감소했으며, 고용량인데도 부작용이 없었다.

- 자궁경부암 환자의 67%는 영양소 결핍으로 나타났다. 특히 베타카로틴과 비타민 A, 엽산(folate), 비타민 B_6, 비타민 C, 셀레니움(selenium) 부족은 자궁경부이형증, 자궁경부암의 발생과 밀접한 관계가 있었다.

- 최근 연구에 의하면 하루에 베타카로틴 5,000IU와 비타민 C 60mg, 비타민 E 45IU, 아연(zinc) 40mg, 구리 2mg, 셀레니움 40mg을 복용한 결과, 흡연자들의 흡연으로 인한 활성산소 피해를 감소시켰다. 또 다른 연구에서는 베타카로틴 58,000IU와 비타민 C 100mg, 비타민 E 400IU를 20주 동안 복용했더니 활성산소의 피해가 뚜렷이 감소했다.

- 하루에 300,000IU의 고용량을 사람에게 2주간 복용하게 했더니 T-helper 림프세포의 숫자가 현저하게 증가하였다.

- 동물실험에서 베타카로틴 복용 결과, 탐식세포의 작용과 암세포를 죽이는 능력이 증강되었고, 내추럴킬러세포가 더 많은 암세포를 죽이는 것으로 나타났다.

- 채식주의자들은 내추럴킬러세포의 면역작용이 다른 사람들보다 2배

나 높은 것으로 연구되었다. 그 이유는 야채, 과일에 베타카로틴이 많기 때문이다.

- 베타카로틴이 부족하면 안구의 렌즈가 유해산소의 손상을 받기 쉬워 백내장이 될 확률이 있다. 하지만 베타카로틴 복용이 백내장 발생을 감소시키는 것은 아니다. 45~71세 여성 7만 7,488명을 대상으로 한 연구에서, 베타카로틴은 백내장 발생률을 감소시키지 못했으나, 다른 카로틴 종류인 루틴(lutein)과 지아잔틴(zeaxanthin)은 백내장과 망막황반 퇴화증(macula degeneration)에 걸릴 확률을 뚜렷이 감소시켰다.

- 베타카로틴을 충분히 섭취하면 구강의 백판증(leucoplakia)과 구강암의 전암 부위(precancerous)를 억제하는 것으로 나타났다.

복용 방법/주의 사항

하루 용량은 5,000~25,000IU이며, 임신부와 수유모는 하루 10,000IU 이상 복용하면 안 된다. 하루 50,000IU 이상을 장기간 복용하면 피부가 노랗게 되는데, 건강에는 이상이 없으며 베타카로틴을 중단하면 저절로 없어진다.

> ● 스피룰리나에는 내추럴 베타카로틴이 풍부하고 다른 영양소도 풍부하므로 스피룰리나를 대신 복용하는 것도 좋은 방법이다.

☞ 비타민 A p.90   ☞ 스피룰리나 p.142

- 베타카로틴(beta-carotene)이 결핍되면 자궁경부이형증, 경부암에 걸릴

확률도 높아진다. 용량은 25,000~50,000IU.

- 잇몸병, 치주염에는 하루 25,000IU씩 6개월 정도 복용해야 한다.

plus+

고대 이집트인과 그리스인들은 야맹증과 각막 이상이 나타날 시 비타민 A가 풍부한 간을 먹어 치료하는 지혜가 있었다.

<table>
<tr><td>**15**</td><td># 복합리놀산
Conjugated Linoleic Acid; CLA</td></tr>
</table>

복합리놀산은 해바라기씨기름과 홍화씨기름의 리놀산에서 추출한 것으로, 항암작용과 콜레스테롤 강하, 심장병 예방, 비만 등에 효과가 있다.

복합리놀산(conjugated linoleic acid; CLA)은 해바라기씨기름과 홍화씨 기름의 리놀산(linoleic acid)에서 추출한 것으로, 항암작용과 항산화작용이 뛰어나다. 또한 면역을 높이고 콜레스테롤을 낮추며, 성인당뇨, 비만 등을 개선하는 데에도 효과가 있다.

효과

- 복합리놀산(CLA)은 항산화작용을 하며 암과 심혈관 질환을 예방하는 데 도움을 준다. 면역을 올려 주는 한편 콜레스테롤과 중성지방은 낮춰 준다.
- 복합리놀산(CLA)은 음식에서 섭취한 지방을 세포 내로 들어가게 하여

■ 몸에 근육이 증가하면 칼로리를 더 소모하게 되므로 신진대사를 높여 살이 빠지게 된다.

에너지를 생산하게 하므로 군살이 찌는 것을 막아
준다. 또 지방을 감소시키고 근육을 증가시켜 살을
빼는 데 중요하게 쓰인다. ▪

- 세포막과 사립체막은 복합리놀산(CLA)과 오메가3
오일이 충분해야 영양소가 세포 안으로 잘 들어가
고 노폐물이 빠지는 기능이 원활하여 세포가 건강
해진다.

- 복합리놀산(CLA)은 인슐린 민감도를 높이고 혈당이
세포 내로 잘 들어가게 하여 혈당과 인슐린 수치를
낮추어 주므로, 성인당뇨를 예방하고 개선하는 데
효과적이다.

연구 결과/복용 방법

- 최근 동물실험에서 복합리놀산(CLA)이 유방암, 대
장암, 전립선암, 피부암, 폐암의 암세포를 억제하
는 것으로 나타났다. 발암물질을 직접 억제하고 조
직을 보호하며, 모든 단계의 암 진화와 암세포의
세포분열을 막고 암세포 사망을 촉진시켰다. 특히
유방암 암세포의 발아세포 수를 크게 감소시켰다.

- 복합리놀산(CLA)은 동물실험에서 지방산과 중성지
방, 죽상동맥을 감소시키고 혈당을 떨어뜨리며 고

◆ 관련 질병 ◆

- 당뇨
- 비만
- 암
- 콜레스테롤

15 **복합리놀산(CLA)**이 위
질병에 전체적으로 도움을
주지만, 각 질병의 세부적인
자연의학 치료법은 〈1권〉의
해당 질병을 보시기 바랍니
다.(저자 주)

인슐린증을 개선시키는 것으로 나타났다.

- 20명에게 복합리놀산(CLA) 1,000mg을 하루 3번 3개월간 복용시켰더니 체지방이 15~20% 감소했다.
- 동물실험에서 음식 섭취와 상관없이 체지방을 감소시키고 지방세포를 작게 만드는 것으로 나타났다.
- 일반적인 복용 용량은 하루 1~2g이며, 살을 빼는 데는 하루 3g이면 충분하다.

✖ 아직 장기 복용에 대한 연구 결과가 나오지 않았으므로 어린이와 임신부, 수유모는 복용하지 않는 것이 안전하다.

plus+

동물성 젤라틴 캡슐로 된 제품을 복용할 때 캡슐이 동물성이라 염려가 될 경우 캡슐을 깨서 오일만 먹어도 된다.

16 브로멜레인

Bromelain

브로멜레인은 파인애플에서 추출하는 단백질 분해효소로서 혈액 내 불순물을 용해하여 혈액을 맑게 해 준다. 아스피린같이 부작용이 많이 생기는 항염해열 진통제를 대체할 수 있는 자연적인 치료제이다.

브로멜레인(bromelain)은 파인애플에서 추출하는 단백질 분해효소이다. 소장에서 흡수된 후 혈액을 따라 순환하면서 혈액 내 섬유소와 단백질, 불순물을 용해하여 혈액을 맑게 하고 혈액순환을 원활하게 하여 심장병을 예방하는 데 도움을 준다. 부작용이 없어 아스피린을 대체할 수 있는 대표적인 자연치료제로 주목받고 있다.

효과

- 염증물질을 용해하여 염증을 제거하므로 축농증, 근육통(운동으로 인한 근육통 포함), 인대 손상, 관절염 등에 효과적이다. 소염진통제 대신 염증 치료에 안전하게 쓸 수 있다.
- 류머티즘 관절염의 항원항체결합체를 용해하여 류머티즘 관절염에 효과적이며, 알레르기 반응의 항원항체결합체를 용해하여 코 알레르기,

음식 알레르기, 두드러기, 천식에도 효과적이다.

- 퇴행성 관절염이든 류머티즘 관절염이든 모든 염증을 크게 감소시키므로, 처방약 코티손제를 먹는 사람의 용량을 낮출 수 있다. 참고로 코티손약은 부작용이 심해 먹지 않는 것이 좋다.

- 브로멜레인은 점액을 묽게 하는 작용이 있어 인후염, 기관지염으로 가래가 있을 때 가래를 쉽게 배출해 준다. 끈적끈적한 가래가 붙어 도무지 나오지 않는 경우, 코가 막혔을 때도 효과를 발휘한다.

◆ 관련 질병 ◆

- 류머티즘 관절염
- 음식 알레르기
- 축농증(부비강염)
- 치질
- 통풍
- 퇴행성 관절염

사례/연구 결과

- 혈액 내 섬유소를 용해하는 작용이 있어 혈액의 응고를 억제한다. 또 혈관벽에 붙은 찌꺼기를 녹여 순환을 좋게 함으로써 중풍, 심장마비를 예방해 주는 것으로 나타났다.

🧰 늘 심장이 답답하다고 했던 50대 부부가 브로멜레인과 칼슘, 마그네슘을 2~3달 먹고 나서 편안함을 되찾았다. 이들은 관상동맥이 좁아지는 협심증 초기였는데, 브로멜레인(bromelain)이 관상동맥의 순환을 좋게 하고 칼슘, 마그네슘이 심장박동을 안정되게 도

16 브로멜레인이 위 질병에 전체적으로 도움을 주지만, 각 질병의 세부적인 자연의학 치료법은 〈1권〉의 해당 질병을 보시기 바랍니다.(저자 주)

와준 것이다.

아스피린 등 항염해열진통제의 부작용

아스피린(Aspirin), 애드빌(Advil), 모트린(Motrin), 뉴프린(Nuprin) 등의 항염해열진통제들은 통증을 느끼는 감각과 염증을 차단해 주어 두통, 관절염 등에 널리 쓰이고 있다. 또 해열작용이 있어 감기에도 자주 쓰인다. 특히 아스피린은 혈액의 응고를 억제하여 혈액순환을 좋게 한다고 하여 심장병, 중풍 예방용으로 많은 사람들이 애용하고 있다. 그러나 이러한 항염해열진통제들은 다음과 같은 부작용을 가지고 있다.

✱ 장벽을 보호해 주는 물질 생산을 차단하여 위·십이지장궤양에 걸리게 한다. 실제로 미국에서는 매년 2만여 명이 항염해열진통제의 장기 복용으로 인한 궤양에 걸려 입원하고, 이 중 약 2,600명이 사망한다.

✱ 장점막을 상하게 하여 장벽을 새게 함으로써 장에서 알레르기 물질의 흡수를 증가시켜 알레르기 체질이 되게 한다. 이로써 면역을 약화시켜 자가면역 질병을 일으키는 원인이 되기도 한다.

✱ 타트라진(Tartrazine)이라는 인공색소가 있어 알레르기를 일으킬 수 있으며 약의 독성이 간 수치를 증가시킬 수 있고, 기관지를 축소시킨다. 따라서 간 기능이 좋지 않은 사람, 천식이 있는 사람, 신기능부전증이 있는 사람은 위험에 처할 수 있다. 미국 유명 프로농구 선수들 중에는 잦은 부상으로 이러한 항염진통제를 정량의 3~4배씩 장기 복용하는 일이 많은데, 신장을 많이 상하여 신장이식 수술을 받는 경우도 있다.

✱ 태반과 모유에도 전달되므로 임신부와 수유모는 절대 복용하면 안 된다. 오래 복용하면 체중미달이나 사산 확률이 높아진다. 12세 이하 어린이도 복용하면 안 되고, 여성은 월경량이 많아질 수 있다. 노인 역시 아스피린의 독성을 해독하는 능력이 약하므로 복용하면 안 된다.

✱ 심장병과 중풍 예방용으로 많은 사람들이 복용하는 '베이비 아스피린' 역시 일반 아스피린과 성분이 똑같다. 단지 용량이 적은 만큼 부작용이 약간 덜할 뿐이다. 75mg짜리 베이비 아스피린은 150mg짜리 아스피린보다 궤양으로 인한 출혈 확률이 30% 적고, 400mg보다는 40% 적을 뿐이다.

- 심장혈관이 좁아져 협심증이 있는 환자 14명에게 하루 500~1,000mg 을 복용하게 했더니 협심증 증상이 30~90일 안에 없어졌다.
- 권투 선수들에게 브로멜레인 1,000mg을 하루 4번 복용시켰더니 4일 안에 멍이 사라졌다. 반면 가짜 약을 먹은 권투 선수들은 멍이 없어지는 데 7~14일이 걸렸다. 이로써 브로멜레인이 죽은 피를 용해하여 청소하고 염증을 가라앉히는 데 우수한 효과가 있다는 것이 확인되었다. 또 과격한 운동으로 인한 관절인대 손상과 염증에도 뚜렷한 효과를 보였다.
- 수술하기 전 2~4일간 브로멜레인을 복용하면 수술 후의 통증과 염증이 이틀 만에 가라앉는 데 비해, 복용하지 않은 그룹은 7일이 걸렸다. 이로써 상처를 빨리 낫게 하는 작용도 입증되었다.
- 항암제를 복용하는 유방암, 난소암 환자 12명에게 브로멜레인을 하루 1,000~1,500mg씩 6개월~수년간 복용하게 했더니, 암이 더 커지지 않고 전이도 감소하여 항암제 치료효과를 더욱 높여 주는 것으로 나타났다. 쥐의 폐암 전이도 감소시켰다.
- 정맥이 막히는 급성 정맥염 환자 73명에게 브로멜레인을 복용하게 했더니, 혈액의 응고를 억제하여 혈액순환이 좋아졌다.

복용 방법/주의 사항
- 식간공복에 500mg씩 하루 2~3번 복용한다.
- 수술이나 이를 뽑은 후 큰 상처가 났을 때, 박테리아의 심각한 감염을

예방 또는 치료하기 위해 부득이 항생제를 먹어야 할 때가 있다. 이때 항생제 아목실린(Amoxicillin), 테트라사이클린(Tetracycline)과 브로멜레인을 같이 복용하면 항생제의 흡수와 효능을 더 높일 수 있다.

> ● 항생제는 소장, 대장 내 나쁜 균은 물론 좋은 유산균인 소장균, 대장균까지도 다 죽인다. 따라서 항생제를 복용하고 나면 즉시 소장균, 대장균을 보충해 주어야 한다.

✖ 브로멜레인은 완전한 공복 상태에서 복용해야 하며, 복용 후 최소 1시간 이내에는 아무것도 먹지 말아야 한다.

✖ 와파린(Warfarin) 같은 혈전용해제를 복용하는 환자는 의사와 상의하여 혈전용해제의 용량을 조절해야 한다. 브로멜레인이 혈액을 더 묽게 하기 때문이다.

✖ 혈액을 묽게 하므로 월경량이 많아지는 경우도 있다.

✖ 임신부와 수유모는 복용을 금한다.

plus+

브로멜레인은 완전한 공복 상태에서 복용해야 하며, 복용 후 최소 1시간 이내에는 모든 음식물 섭취를 금해야 한다.

17 블랙코호쉬

Black Cohosh

블랙코호쉬는 식물성 여성호르몬으로서, 여성호르몬을 조절하여 폐경기에 화끈 달아오르는 증상을 가라앉힌다. 또 월경전증후군, 월경 과다, 유방섬유종 등 여성호르몬 우세로 생기는 각종 질병들을 예방하고 억제하는 데 효과적이다.

식물성 여성호르몬은 여성호르몬을 감소시켜 여성호르몬 우세로 인한 각종 증상들을 완화시켜 주는 한편, 여성호르몬이 부족할 때는 여성호르몬 부족을 보충해 주는 역할도 한다. 그 대표적인 식물이 블랙코호쉬(black cohosh)와 아마씨(flaxseed)이다.

식물성 여성호르몬의 강도는 약 2%밖에 안 될 정도로 약하지만 여성호르몬과 구조가 거의 같다. 그래서 유방과 자궁에 분포해 있는 여성호르몬 수용체▪에 결합하여 여성호르몬의 자리를 차지한다. 이렇게 되면 여성호르몬이 수용체에 결합하지 못한 채 혈액을 순환하다 간에서 분해되어 대변으로 배출돼 버린다. 그 결과 여성호르몬이 감소하여 유방과

▪ 여성호르몬이 붙는 자리를 수용체(receptor)라고 한다. 여성호르몬은 난소에서 분비되어 혈액을 타고 전신을 돌다 여성호르몬 수용체가 있는 유방과 자궁 등에 결합하여 유방과 자궁 등을 커지게 한다. 이 수용체에 식물성 여성호르몬이 붙으면 여성호르몬은 수용체에 결합하지 못하고 간에서 배설되므로 여성호르몬이 감소하게 된다.

자궁을 증식시키는 작용이 줄어들고 유방섬유종, 유방암, 자궁근종, 자궁내막증, 자궁암, 난소물혹, 난소암 등 여성호르몬 우세로 인한 각종 질병에 걸릴 위험이 감소하게 된다.

효과/사례

블랙코호쉬는 폐경기 증상에 가장 많이 쓰이는 약초로, 독일에서 가장 많은 연구가 이루어졌고, 그 효과가 널리 입증되어 독일의 Commision E라는 권위 있는 약초특별위원회의 책에 등재되어 있다.

* 항염증작용이 있어 폐경기에 나타나는 관절염에 효과적이다. 또 근육을 이완시키는 작용을 하여 폐경기와 관련 있는 섬유근통에도 쓰인다. 그리고 자궁의 평활근과 혈관의 근육을 이완시키는 효과가 있어 생리통과 혈압을 내려 준다.

화끈 달아오르는 증상(hot flash)이 매시간 계속되어 괴로워하던 50세 여성이 블랙코호쉬를 2주간 복용하고 나서 화끈 달아오르는 증상이 하루 3번 정도로 감소했고, 6주 후에는 완전히 없어졌다. 우울증

◆ **관련 질병** ◆

* 암
* 월경전증후군(PMS)
* 유방섬유종
* 퇴행성 관절염
* 폐경기 증상

17 **블랙코호쉬**가 위 질병에 전체적으로 도움을 주지만, 각 질병의 세부적인 자연의학 치료법은 〈1권〉의 해당 질병을 보시기 바랍니다.(저자 주)

도 감소하고 잠도 잘 자게 되었다. 블랙코호쉬(black cohosh)는 우울증에도 쓰이는데, 처방약 항우울제(Imipramine)와 견줄 만한 효과가 있다.

연구 결과

• 유방암이나 자궁암 가족력이 있는 여성은 블랙코호쉬를 오래 복용하지 말라는 기사가 인터넷에 올라 있다. 하지만 여러 권위 있는 연구에 의하면 블랙코호쉬의 식물성 여성호르몬은 처방약 여성호르몬인 프레마린(Premarin), 프렘프로(Prempro)처럼 유방암이나 자궁암을 유발하지 않는 것으로 밝혀졌다. 뿐만 아니라 블랙코호쉬는 유방암 암세포를 억제하는 작용이 있어 유방암 치료제 타목시펜(Tamoxifen)의 효과를 증강시킨다는 연구 결과도 있으며, 시험관 실험에서는 암세포를 50%나 억제시켰다.

• 629명의 폐경기 여성을 대상으로 한 연구에서 블랙코호쉬를 6~8주간 복용한 결과, 80%가 4주 안에 신경질, 화끈 달아오름(hot flash), 두통, 불면증, 어지럼증, 부정맥, 이명 등의 폐경기 증상이 감소하였다. 또 다른 연구에서는 처방약 여성호르몬(Premarin)을 복용하던 50명 중 28명이 처방약을 블랙코호쉬로 바꿀 수 있었다.

> ❯ 처방약을 블랙코호쉬로 바꿀 때는 몇 달에 걸쳐 서서히 처방약의 양을 줄여 가야 한다.

복용 방법/주의 사항

- 일반적인 용량은 하루에 80mg이지만, 증상이 심하면 250~500mg을 복용해야 한다. 4주 정도 복용해야 비로소 효과를 보기 시작한다. 증상이 덜 심한 사람은 하루에 160mg을 6개월 이상 복용한 후 80mg을 유지한다.

✖ 블랙코호쉬는 부작용이 거의 없으나, 간혹 소화가 잘 안 된다는 사람이 있다. 음식이나 비타민의 철분 흡수를 방해할 수 있으므로, 음식이나 비타민과 2시간 간격을 두고 식간공복에 복용한다.

✖ 혈압을 내리는 작용도 있으므로 혈압약과 동시에 복용하면 안 된다.

✖ 임신부는 유산 가능성이 있으므로 복용하지 말고, 수유모도 복용하면 안 된다.

✖ 과거에 간 질환을 앓았거나 지금 앓고 있는 환자는 블랙코호쉬의 복용을 조심하라는 연구 결과가 호주에서 나왔다.

> ❯ 간 질환 환자는 블랙코호쉬 대신 아마씨(flaxseed)의 리그난(lignan)을 복용하기를 권한다. 리그난은 아마씨뿐 아니라 곡식, 콩 종류, 과일, 야채 등 식물에 들어 있는 성분으로서 매우 안전하다. <small>아마씨 p.160</small>

18 비타민 A
Vitamin A

고대 이집트와 그리스인들은 야맹증과 각막 이상을 치료할 때 비타민 A가 풍부한 간을 먹었다. 우리 몸에서도 비타민 A의 50~85%는 간에 저장되며, 특히 음식 중에는 대구간유(cod liver oil)에 많이 들어 있다.

비타민 A는 지용성 비타민으로 음식물 중 베타카로틴에서 섭취되며, 베타카로틴과 작용도 비슷하다. 비타민 A는 상피세포의 분열, 적혈구 생성, 생식기능, 뼈의 형성을 좋게 하며 태아의 정상발육과 어린이 성장, 두뇌발육에 도움을 준다. 또한 면역을 올리는 데 중요한 역할을 한다.

효과

• 비타민 A는 면역을 증강시키는 작용과 항산화작용, 항암작용을 한다. 비타민 A가 부족하면 항체 생산과 백혈구, 거식세포, 내추럴킬러세포의 면역기능이 저하되어 감염에 잘 걸리고 암에 걸릴 확률도 높아진다. 항산화작용이 부족하면 간세포에서 생산하는 항산화제 글루타티온(glutathione)의 수치가 감소하며, 지질의 과산화가 증가되어 동맥경화가 될 수 있다.

- 비타민 A가 부족하면 폐와 피부의 각화가 일어나고 성장발육이 지연되며, 전염병에 쉽게 걸리고 사망률이 높아진다.
- 비타민 A는 시력이 나빠지는 것을 방지해 주고 나빠진 시력을 회복시켜 주기도 한다. 비타민 A가 부족하면 야맹증이 생기고, 안구의 결막과 각막이 건조해지고 손상된다. 이로 인해 저개발국가의 많은 어린이들이 시력을 잃고 있다.

연구 결과

- 비타민 A는 저개발국가 어린이들이 영양실조로 실명하는 것과 설사, 홍역 등 감염으로 인한 사망률을 27~30% 낮춰 주고, 피부각화증 등으로부터 피부 상태를 좋게 해 준다.
- 실험실 실험에서 비타민 A는 허피스 바이러스-1을 억제하였고, 다른 연구에서는 여러 가지 암세포를 억제하는 항암작용을 나타냈다.
- 안구건조증에 베타카로틴과 오메가-3오일, 비타민 E, 항산화제 루테인(lutein), 지아잔틴(zeaxanthin)을 복용하면 효과가 있는 것으로 나타났다.

◆ 관련 질병 ◆

- 갑상선기능저하증
- 건선
- 관절염(퇴행성 관절염)
- 류머티즘 관절염
- 안구건조증
- 야맹증
- 여드름
- 월경과다
- 잇몸병, 치주염
- 자궁경부이형증
- 태아 발육, 어린이 성장과 두뇌 발육

18 **비타민 A**가 위 질병에 전체적으로 도움을 주지만, 각 질병의 세부적인 자연의학 치료법은 〈1권〉의 해당 질병을 보시기 바랍니다.(저자 주)

복용 방법/주의 사항

- 일반적으로 종합비타민에 비타민 A가 5,000IU 정도 들어 있으므로(라벨을 확인하라) 따로 비타민 A를 복용할 필요는 없다. 비타민 A는 10,000IU 이상 복용하는 것을 권하지 않는다. 하루 25,000IU씩 6년 이상 복용한 사람에게 간 독성이 일어났다는 보고가 있다.

- 비타민 A를 과다하게 섭취하면 만성 중독에 걸릴 수 있다. 초기 중독 증세는 피부가 건조하고 거칠어지며 입술이 갈라진다. 또 모발이 거칠어지고 눈썹(eyebrows)이 빠진다. 더 오래 진전되면 신경질, 두통, 간 수치 증가, 간섬유화, 간경화가 될 수 있으며, 간기능부전으로 사망했다는 보고도 나와 있다.

- 비타민 A를 추가로 복용하려면 '베타카로틴'을 대신 복용하는 것이 안전하다. 베타카로틴의 하루 용량은 5,000~25,000IU이다.

  ☞ 베타카로틴 p.70

  > ❯ 비타민 A 대신 내추럴 베타카로틴이 풍부한 '스피룰리나'를 권장한다. 스피룰리나에는 1일 정량 3g에 베타카로틴이 9,000IU 들어 있고, 눈에 좋은 항산화제 지아잔틴(zeaxanthin)을 비롯해 여러 가지 항산화제가 들어 있다. 베타카로틴은 과용하여 부작용이 생겼다는 보고도 없고 많이 먹어도 비타민 A처럼 중독되지 않는다. 다만 하루 50,000IU씩 오래 먹으면 피부에 노란 색소침착이 생기는데 인체에 해롭지는 않으며, 복용을 중단하면 바로 없어진다. 베타카로틴이 풍부한 당근을 많이 먹었을 때도 이러한 색소침착이 일어난다. ☞ 스피룰리나 p.142

✖ 임신부는 하루 5,000IU 이상 복용하면 안 된다. 수유모 역시 의사 처방 없이 하루 5,000IU를 넘으면 안 된다. 임신부가 하루 10,000IU 또는 그 이상을 복용하면 기형아를 낳을 수 있는 확률이 증가한다.

✖ 어린이가 몸무게 1kg당 25,000IU를 한 번에 먹으면 구토가 심해지고 뇌압이 높아져 사망할 수 있으므로 아이들 손이 닿지 않는 곳에 보관해야 한다. 어른도 과다 복용하지 않도록 주의해야 한다.

19 비타민 B6

Vitamine B6

비타민 B6는 에너지를 생산하며, 아미노산과 탄수화물 대사에 없어서는 안 되는 비타민이다. 특히 핵산과 헤모글로빈, 신경막지질과 신경전달물질을 합성하여 비타민 B군 중 가장 중요한 비타민으로 지목되기도 한다.

부족 증상/효과

- 비타민 B6가 결핍되면 적혈구가 줄어들고 색소가 옅어져 빈혈이 생긴다. 또 우울증과 함께 신경질을 자주 부리고 정신이 흐려진다. 한편 입 양끝이 갈라지거나 설염, 구강궤양, 간질, 지루성 피부염이 생기기도 한다.
- 비타민 B6는 월경전증후군(PMS)을 완화시켜 주고 면역을 올려 주며 자폐증(autism), 정신분열증, 아토피성 피부염, 알코올 중독, 당뇨 환자의 말초신경 질환에 효과가 있다.

연구 결과

- 월경전증후군(PMS)이 있는 여성 940명에게 비타민 B6를 50mg씩 하루

2번 복용하게 했더니 증상이 크게 감소하였다.

- 비타민 B₆는 혈액을 엉기게 하고 혈관을 막히게 하는 호모시스테인(homocysteine)의 합성을 방해하여 협심통과 심근경색의 발생률을 낮춰 준다. 또 혈관벽을 보호하여 죽상동맥경화를 방지하고 혈압을 내려 준다는 보고가 있다.

- 한 연구에 의하면 건강한 노인 중 ⅓은 비타민 B₆가 부족한데, 하루 50mg의 비타민 B₆를 보충해 주면 면역기능이 현저하게 증가하는 것으로 나타났다.

- 비타민 B₆를 하루 50~200mg씩 복용하면 방사선 치료나 임신으로 인한 매슥거림 증상을 줄일 수 있는 것으로 연구되었다. 이와 비슷한 다른 연구에서도 비타민 B₆를 25mg씩 8시간마다 3일간 복용하게 했더니, 심한 매슥거림과 구토 증세가 크게 감소하였다.

복용 방법/주의 사항

- 하루 용량은 2~20mg이고, 하루 200mg까지는 별다른 부작용이 일어나지 않는다.

 ▶ 비타민 B₆는 활성형태인 피리독살-5-인산염 (pyridoxal-5-phosphate)으로 된 것이 효과가 좋다.

◆ 관련 질병 ◆

- 골다공증
- 동맥경화증
- 불면증
- 빈혈
- 손목터널증후군
- 신석증
- 암
- 월경전증후군(PMS)
- 임신으로 인한 구토
- 자궁경부이형증
- 천식
- 협심증

[19] 비타민 B₆가 위 질병에 전체적으로 도움을 주지만, 각 질병의 세부적인 자연의학 치료법은 〈1권〉의 해당 질병을 보시기 바랍니다.(저자 주)

• 월경전증후군(PMS)에는 하루 50~100mg, 손목터널증후군(carpal tunnel syndrome)에는 하루 100~200mg이 적당하다.

✖ 임신부와 수유모용 종합비타민에는 하루 2~20mg의 비타민 B_6가 들어 있으므로 따로 복용하지 않아도 된다. 임신부와 수유모는 그 이상은 복용하지 말아야 한다.

plus+

비타민 B$_6$는 피리독살-5-인산염(pyridoxal-5-phosphate)이 간에서
활성화시키지 않아도 되는 가장 좋은 형태이다.

20 비타민 B₁₂

Vitamin B₁₂

비타민 B₁₂를 엽산과 함께 '현대의 불로초'라고 부르는 이유는, 이들이 DNA 게놈의 손상을 줄이는 데 매우 중요한 역할을 하기 때문이다.

사람은 나이를 먹을수록 몸에서 복제되는 DNA의 질이 점점 떨어져 노화가 진행된다. 비타민 B₁₂(vitamine B₁₂)는 엽산과 함께 DNA, RNA를 합성하고 게놈(genome)을 건실하게 유지시킨다. 또 신경을 건강하게 하고 에너지 생산에 참여한다. 비타민 B₁₂와 엽산을 '현대판 불로초'라고 부르는 이유는, 이들이 DNA 게놈의 손상을 줄이는 데 가장 중요한 역할을 하는 성분이기 때문이다. **☞1권 21세기 자연의학 불로초 p.84**

과/부족 증상

• 호모시스테인(homocysteine)은 혈액을 엉기게 하고 나쁜 콜레스테롤을 산화시켜 죽상동맥경화를 일으킴으로써 뇌 기능과 기억력을 떨어뜨리고 심장마비, 중풍을 일으키는 나쁜 물질이다. 비타민 B₁₂나 비타민 B₆, 엽산(folate)이 부족하면 호모시스테인의 수치가 높아지고 혈액순환

이 순조롭지 않다. 엽산 부족이 가장 흔한 원인이
지만, 나이가 들면 비타민 B_{12}나 비타민 B_6의 부족
도 영향을 미친다.

- 비타민 B_{12}가 부족하면 거대적아구성빈혈■이 되어
  얼굴이 창백해지고 기운이 빠진다. 또 쉽게 피곤해
  지며 숨이 차고 맥박이 빨라지는 부정맥(palpitation)
  이 오게 된다. 혈관 중 가장 작은 모세혈관은 정상
  크기의 적혈구가 겨우 빠져나갈 정도로 가늘다. 그
  런데 적혈구가 커져 모세혈관을 통과하지 못하면
  혈액순환에 문제가 생길 수밖에 없는 것이다.

  > ▶ 사람들이 비타민 B_{12}를 복용하고 나서 힘이 난다
  > 고 느끼는 이유는 혈관이 뚫려 혈액순환이 제대로
  > 되기 때문이다. 게다가 비타민 B_{12}는 호모시스테인
  > (homocysteine)을 감소시켜 혈액순환을 더욱 좋게 만
  > 든다.

- 비타민 B_{12}는 쌤이(SAMe)를 생산하여 신경을 감싸
  주는 포장물질(myelin)을 만든다. 이로써 손발이 따
  끔거리거나 타는 것 같고, 개미가 기어 다니는 느
  낌이나 감각을 잃어버리는 신경감각이상 증상(pares-

■ 비타민 B_{12} 부족으로 세포 내에 DNA 합성 장애가 발생한다.
DNA의 복제와 세포분열이 감소하여 적혈구가 커지고 색깔이 진해
지며 숫자는 적어진다.

◆ 관련 질병 ◆

- 거대적아구성빈혈
- 건선
- 골다공증
- 당뇨
- 불임증
- 신경감각이상
- 알츠하이머, 치매
- 암
- 여드름
- 협심증

20 비타민 B_{12}가 위 질병
에 전체적으로 도움을 주지
만, 각 질병의 세부적인 자
연의학 치료법은 〈1권〉의 해
당 질병을 보시기 바랍니
다.(저자 주)

thesia)을 없애 준다. 비타민 B_{12} 부족으로 생기는 신경감각이상 증상은 비타민 B_{12} 부족으로 인한 빈혈이 없어도 생길 수 있으며, 특히 60세 이상에서 잘 나타난다.

- 비타민 B_{12}가 부족하면 척추신경, 뇌신경, 시신경에도 이상이 올 수 있어 균형감각이 감소되고 신경질을 잘 내며 우울해지고 집중력이 떨어진다. 또 기억력이 저하되고 불면증에 시달리며 발기부전이 되기도 한다. 더 나아가 치매, 정신이상, 망상증으로 성격이 광폭해지기도 하고, 아주 드물게 시각장애가 오기도 한다.
- 채식주의자는 비타민 B_{12} 결핍으로 인한 빈혈에 걸리기 쉽고, 채식주의 엄마의 모유를 먹는 아이도 비타민 B_{12} 부족이 될 수 있다. 비타민 B_{12}가 육식, 달걀, 생선, 유제품에 들어 있고 채소에는 없기 때문이다. 채식 중에도 김, 해조, 클로렐라, 스피룰리나에 B_{12}가 들어 있다고 주장하는 문서들이 있으나, 이런 음식에는 B_{12}와 비슷한 유사 B_{12}(B_{12} analogues)가 소량 있을 뿐, 진짜 B_{12}는 없는 것으로 드러났다. ■ 결론적으로, 식물에서 B_{12}를 섭취한다는 것은 매우 어려운 일이므로 채식주의자나 소화불량이 있는 사람은 비타민으로 된 B_{12}를 복용하는 것이 가장 현실적인 방법이다.

■ B_{12}를 측정하는 방법에는 2가지가 있다. 그중 방사면역측정법(radio immune assay; RIA)은 진짜 B_{12}만 측정해 내지만, 미생물 테스트는 B_{12}를 먹고 자라는 박테리아가 어떤 음식에서 얼마나 증식하는가를 측정한다. 미생물 테스트의 문제점은, 이 박테리아가 진짜 B_{12}에서도 증식하고 유사 B_{12}에서도 증식한다는 점이다. 결국 유사 B_{12}와 진짜 B_{12}를 구별하지 못하므로 B_{12} 수치가 높게 나올 수밖에 없다. 한편, 유사 B_{12}는 사람 몸에서 사용되지 못하며, 오히려 진짜 B_{12}의 작용을 방해하여 B_{12} 결핍을 부추긴다.

◉ 특히 노인이나 위 절제수술을 한 사람, 악성빈혈이 있는 사람은 위장에 내인자(intrinsic factor)가 부족하므로 비타민 B12를 혀 밑에 넣어 입안에서 흡수되게 하는 것이 좋다.

• 비타민 B12 부족으로 인해 소화기에도 문제가 생긴다. 설사를 했다가 변비가 되기도 하고 배가 더부룩하며 가스가 찬다. 혀가 따갑고 아프며 식욕이 없고 체중이 감소한다.

• 최근에는 나이로 인해 귀가 어두워지는 것과 알츠하이머병도 비타민 B12, 엽산 부족과 관련이 있는 것으로 밝혀졌다.

• 악성빈혈이 비타민 B12 부족의 가장 큰 원인이다. 악성빈혈이란 위장 점막의 벽세포가 자가면역항체에 의해 파괴되어 벽세포에서 내인자 (intrinsic factor)를 생산하지 못함으로써 비타민 B12를 흡수하지 못해 생기는 빈혈이다(비타민 B12는 위장의 내인자에 의해 흡수된다).

• 나이가 들면 비타민 B12 결핍으로 뇌의 신진대사가 둔화되고 신경전달물질의 기능이 약화되어 뇌 기능 저하와 기억력 감퇴가 오게 된다. 또한 DNA 복제와 복원에 결함이 증가하고, 유전인자의 조절 기능이 감소하여 암세포의 증식이 쉬워진다.

• 노화가 되면 위장점막이 얇아져 내인자(intrinsic factor)가 감소하므로 비타민 B12를 흡수하지 못하여 거대적아구성빈혈이 되기 쉽고, 신경이상 증상과 뇌 기능 감퇴, 기억력 감퇴가 오게 된다. 특히 노인들은 위장에서 위산과 펩신의 분비가 감소하여 음식에서 비타민 B12를 흡수하지 못하므로 이런 증상들이 더 생기기 쉽다. 따라서 항상 위산과 소화효소를 충분히 보충해 주어야 한다.

- 췌장 질환이나 위축성 위염이 있는 환자는 단백질을 소화하지 못해 단백질 속의 비타민 B$_{12}$를 흡수하지 못한다. 그리고 노인, 위장이나 소장을 절제한 사람, 만성 중병 환자, 소장 질환, 크론스(Crohn's)장염, 암, 소화흡수불량인 사람 등도 비타민 B$_{12}$가 결핍되어 있다.
- 소장에 좋은 균들이 적고 나쁜 균들이 과잉 증식해도 비타민 B$_{12}$를 흡수하지 못한다. 그러므로 항상 장을 깨끗이 하여 나쁜 균을 없애고 좋은 소장균, 대장균을 보충해 줘야 한다.

  ▶ 마늘이나 양파의 이눌린(inulin)은 소장, 대장에서 좋은 소장균, 대장균의 증식을 촉진한다. 1권 소장균, 대장균 부족증 p.274

- 민물고기의 촌충에 감염되어도 비타민 B$_{12}$ 결핍으로 인한 빈혈이 생길 수 있다.

연구 결과

- 담배를 심하게 피우고 기관지에 암세포가 되기 전의 비정상세포가 있는 환자에게 매일 엽산 10,000mcg(10mg)과 비타민 B$_{12}$ 500mcg을 4개월간 복용시켰더니, 비정상세포의 수가 현저히 줄어들었다.
- 가벼운 기억력 감퇴와 신경이상감각 증상은 비타민 B$_{12}$를 복용하면 성공적으로 회복될 수 있는 것으로 연구되었다.
- 연구 결과에 따르면, 알츠하이머 환자는 특히 비타민 B$_{12}$ 수치가 매우 낮게 나타났다. 그리고 6개월 이내의 초기 알츠하이머 환자에게 비타민 B$_{12}$와 엽산(folate)을 복용하게 했더니 정상에 가까울 만큼 증상이 개

선되었다.

복용 방법/주의 사항

나이가 들면 음식에서 비타민 B$_{12}$를 섭취, 흡수하는 기능이 떨어지게 되므로 50세가 넘으면 비타민 B$_{12}$를 보충하기 시작해야 한다. 일반적인 용량은 하루 6mcg이며, 임신부의 출산 전후 용량은 하루 12mcg이다. 경우에 따라 3~30mcg, 또는 더 많이 써야 효과를 보는 경우도 있다. 대부분의 비타민 B$_{12}$ 제품에는 용량이 1,000mcg씩 들어 있는데 최근 연구에 따르면 건강한 사람이 500mcg을 복용하였을 때 약 10mcg 정도만 흡수가 된다고 한다. 1,000mcg씩 5년간 복용시켜도 심각한 부작용이 없었다는 연구 결과도 있다.

위축성위염이 있는 사람들은 음식에서는 비타민 B$_{12}$를 흡수하지 못하지만 비타민 B$_{12}$ 제품에서는 약 1% 정도 흡수할 수 있다. 그러므로 하루 권장량보다 훨씬 많이 복용해야 한다.

악성빈혈 치료 시 비타민 B$_{12}$를 매일 2,000mcg씩 복용시키며 근육주사를 며칠간 1,000mcg씩 놓다가 일주에 한 번, 한 달에 한 번으로 줄여가며 효과를 본 연구 결과가 있다. 다른 연구에서는 비타민 B$_{12}$를 일주일에 한 번 3,000~5,000mcg씩 복용시켜 성공적으로 치료가 된 사례가 있다.

> ● 혈액 내 비타민 B$_{12}$의 80%는 메틸코발라민(methylcobalamin) 형태로 되어 있으므로, 자연치료제도 이 형태가 가장 흡수가 잘되고 효과적이다.

<table>
<tr><td>21</td><td>

비타민 C
Vitamin C

</td></tr>
</table>

비타민 C는 콜라겐을 합성하여 조직의 노화를 방지하며 항바이러스, 항히스타민, 면역 증강작용 등을 한다. 또한 중금속 등 독성물질을 배출하는 작용이 매우 뛰어나며, 발암물질을 해독하여 암 발생을 예방하는 데도 도움을 준다.

음식에 함유된 비타민 C의 주된 성분은 아스코르빈산(ascorbic acid)이며 아스코르베이트(ascorbate)라고 부르기도 한다. 비타민 C의 가장 중요한 작용은 콜라겐을 합성하여 혈관과 피부, 힘줄, 뼈 등 결합조직을 탄력 있게 하여 조직의 노화를 방지하는 작용이다. 또한 세포의 유해산소를 청소하고 간에서 생산하는 항산화제 글루타티온(glutathione)의 농도를 유지하여 관상동맥 질환이나 백내장을 억제하고 기관지를 보호하는 항산화작용을 한다. 그리고 발암물질을 해독하여 암 발생을 예방하는 데 도움을 준다.

효과/부족 증상
• 동물은 간과 신장에서 스스로 비타민 C를 합성하지만 사람에게는 그런 능력이 없기 때문에 질병에 잘 걸린다. 그래서 야생동물은 평생 질

병에 걸리지 않고 수명을 다하지만 인간은 수명의 절반가량을 최소 한두 가지 이상의 만성병으로 시달리게 된다. 개나 고양이는 스스로 비타민 C를 합성하여 사람보다는 건강하지만, 야생동물의 ¼밖에 생산하지 못하여 야생동물보다 질병에 잘 걸리고 수의사들을 바쁘게 만든다. 결과적으로 충분한 양의 비타민 C가 공급되지 않으면 누구도 무병장수를 누릴 수 없다.

- 비타민 C는 혈관을 이완시키고 혈액이 엉기지 않게 하며, 혈관벽에 콜레스테롤이 끼는 것을 억제하고 혈압을 내리는 작용을 하여 심장병과 동맥경화 예방에 도움을 준다. 또 콜레스테롤을 담즙으로 전환시켜 주며 콜레스테롤을 줄여 준다.

- 항바이러스, 항히스타민, 면역 증강작용을 하며, 특히 납을 비롯한 중금속과 독성 화학물질을 배출하는 작용이 매우 뛰어나다.

- 비타민 C는 철분 흡수를 증진시키고 적혈구를 생성하여 빈혈을 개선한다. 또 백혈구 생성을 촉진하여 면역을 증강시킨다.

- 비타민 C는 멜라닌 색소로 인한 눈 밑의 다크서클과 기미를 방지해 준다.

- 비타민 C의 결핍으로 생기는 대표적인 질병은 괴

◆ 관련 질병 ◆

* 간염
* 갑상선기능저하증
* 고혈압
* 골다공증
* 관절염(퇴행성 관절염)
* 녹내장
* 담석증
* 당뇨
* 동맥경화증
* 류머티즘 관절염
* 방광염
* 백내장
* 불임증
* 아토피성 피부염
* 알츠하이머, 치매
* 암
* 요통

p.107

21 비타민 C가 위 질병에 전체적으로 도움을 주지만, 각 질병의 세부적인 자연의학 치료법은 〈1권〉의 해당 질병을 보시기 바랍니다.(저자 주)

혈병으로 잇몸이 붓고 피가 나며 코피가 잘 나고 멍이 잘 생긴다. 또 상처가 잘 아물지 않고 감염이 잘되며 피곤하고 우울증 초기 증상 등이 나타난다. 심해지면 빈혈이 생기고 입맛이 없고 설사를 하며, 나중에는 폐와 신장출혈로 사망하기도 한다.

• 비타민 C는 부신에 가장 많이 집결하여 부신호르몬인 아드레날린과 코티솔호르몬을 생산한다. 무모한 단식을 하여 비타민 C가 부족해지면 아드레날린호르몬이 생산되지 않아 저혈압이 되고, 심하면 기절을 하거나 돌연사에 이를 수도 있다. 또한 코티솔호르몬이 부족하면 과로와 스트레스로 지친 몸이 회복되지 않는다.

콜럼버스 선원들의 이유 있는 죽음?

비타민 C가 없으면 콜라겐과 엘라스틴(elastin)이라는 탄력섬유가 생성되지 않아 혈관이 잘 짓무르기 때문에 괴혈병이 생긴다. 콜라겐과 엘라스틴이 부족하면 혈관뿐 아니라 피부도 탄력을 잃게 된다. 괴혈병을 예방하기 위해 필요한 비타민 C는 하루 5~10mg의 아주 적은 양이다. 근래 선진국에서는 이보다 훨씬 많은 양의 비타민 C를 섭취하므로 괴혈병에 걸릴 일은 없다. 하지만 콜럼버스가 북미대륙을 찾아 나섰을 때만 해도 선원들이 이유 없이 피를 흘리며 죽어 가는 것을 애타게 바라볼 수밖에 없었다. 그들은 오랜 항해 동안 비타민 C를 공급받을 수 있는 과일이나 채소를 먹지 못해 괴혈병에 걸렸던 것이다.

연구 결과

• 흡연자에게 하루 2,000mg씩 5일간 비타민 C를 복용하게 했더니, 지질산화가 현저하게 감소하여 지질산화로 인한 DNA 손상을 감소시켰다. 그리고 10일간 복용하게 했더니 죽상동맥경화가 크게 억제되었다.

흡연자에게 비타민 C가 얼마나 필요한지를 알게 해
주는 결과이다.

- 심장병 환자에게 매일 1,000~2,000mg씩 복용하
게 했더니 눈에 띄게 관상동맥을 확장시켰으며, 흡
연자와 당뇨 환자 그룹에서도 동일한 효과가 나타
났다.

- 영국 노인들을 대상으로 20년에 걸쳐 조사한 결과
에 의하면, 혈중 비타민 C의 농도가 낮은 사람이
중풍에 걸릴 확률이 가장 높았다. 또 핀란드에서 5
년간 실시한 조사에 따르면, 혈중 비타민 C의 농도
가 낮은 사람이 높은 사람보다 3배나 더 심장마비
에 걸리기 쉬운 것으로 나타났다.

- 실험실 실험에서 고농도 비타민 C가 헬리코박터균
의 성장을 90%까지 억제하였고, 동물실험에서도
크게 억제되어, 인간의 헬리코박터균으로 인한 위
염과 위암에 효과가 있을 것으로 연구되었다.

🧰 실제 환자에게 하루 5,000mg(5g)씩 4주간 복용
하게 했더니, 헬리코박터균이 현저하게 억제되었다.
고용량을 복용하면 위장의 발암물질들을 해독해 주
는 것으로 추정된다.

◆ 관련 질병 ◆

- 월경 과다
- 위·십이지장궤양
- 위염
- 잇몸병, 치주염
- 자궁경부이형증
- 전립선비대증
- 전립선암
- 집중부족증(ADD)
- 천식
- 축농증(부비강염)
- 치질
- 통풍
- 폐경기 증상
- 허피스

21 비타민 C가 위 질병에
전체적으로 도움을 주지만,
각 질병의 세부적인 자연의
학 치료법은 〈1권〉의 해당
질병을 보시기 바랍니다.(저
자 주)

- 한 연구에서 비타민 C를 하루 300mg씩 복용한 그룹이 125mg 이하로 복용한 그룹보다 백내장에 걸릴 확률이 70%나 적었다. 또한 490mg씩 복용한 그룹은 75%가 낮았다. 이로써 비타민 C가 백내장을 일으키는 렌즈 단백질의 여러 가지 나쁜 화학반응을 지연시키는 것으로 나타났다.
- 천식 환자에게 운동하기 90분 전에 500mg의 비타민 C를 복용하게 했더니 기관지 수축이 감소하였다. 다른 연구에서는 하루 1,000mg씩 복용한 결과 천식 증상이 줄어들었다.
- 혈액에 비타민 C가 부족한 여성은 담석증, 담낭염에 더 잘 걸리는 것으로 나타났다. 단, 남성은 해당되지 않는다.
- 클레너 박사(Dr. Klenner)■는 몸무게 1kg당 500~700mg의 비타민 C를 8~12시간마다 정맥주사하여(하루 최소 10,000mg씩 복용) 여러 명의 급성 간염 환자를 완치시켰다. 또 정맥주사 없이 5,000mg의 비타민 C를 4시간마다 복용하게 하여(하루 30,000mg(30g)씩 4일간 복용) 96시간 만에 간염 증상을 사라지게 하였다. 그는 비타민 C(소디움 아스코르베이트sodium ascorbate)를 최고의 간염 치료제라고 하였고(1974년), 일반적으로 완치가

■ 프레드릭 클레너 박사(Dr. Frederick R. Klenner)는 비타민 C를 질병 치료에 적극적으로 사용하여 좋은 결과를 얻은 의사로 잘 알려져 있다. 그는 비타민 C를 대용량으로 처방하여 소아마비, 급성 간염, 홍역, 이하선염, 뇌염, 수두, 허피스, 바이러스성 폐렴, 독감, 광견병, 감기, 디프테리아 등 여러 질병을 치료하는 데 성공하였다. 그 밖에도 Dr. Smith(1988), Dalton(1962), Orens(1983), Bauer & Staub(1954), Kirchmair(1957), Baetgen(1961), Calleja & Brooks(1960), Cathcart(1981), Morishige & Murata(1978) 등 많은 의사들이 수백 명의 급성 간염 환자를 완치시킨 연구 결과가 있는데도 불구하고 의학서적에는 치료방법이 없다고 되어 있다.

어렵다고 하는 만성 간염도 비타민 C를 고용량으로 적절하게 처방하면 완치할 수 있다는 입장이다. 실제로 45,000mg의 비타민 C(sodium ascorbate)를 일주일에 3번씩 정맥주사하여 ■■ (하루 30,000mg(30g)씩 5개월간 복용) 만성 간염을 완치시킨 사례가 있다.

복용 방법/주의 사항

• 비타민 C의 성인 하루 권장량(RDA)은 60mg으로 되어 있으나, 이것은 아주 오래전에 정해진 것으로 괴혈병에 걸리지 않을 정도의 최소량에 지나지 않는다. 사람이 스트레스를 받거나 질병에 걸리면 많은 양의 비타민 C를 소모하게 되므로 이 정도의 소량은 도움이 되지 않는다.

비타민 C가 가장 많은 식물?

아세롤라(acerola)는 서인도제도와 남미의 북쪽에서 나는 열매로, 비타민 C가 굉장히 풍부하다. 열매가 익지 않았을 때는 100g에 1.6g의 비타민 C를 함유한다. 그렇다면 우리가 비타민 C의 대명사로 알고 있는 오렌지는 어떨까? 껍질을 깐 오렌지 100g에 들어 있는 비타민 C는 0.05g이다. 아세롤라가 오렌지보다 32배나 많은 비타민 C를 가지고 있는 것이다.

로즈힙(rose hip)은 장미꽃이 지고 나면 생기는 빨간 씨방으로, 지금까지 알려진 것 중에서 비타민 C 함유량이 가장 높다. 100g에 2g의 비타민 C를 함유하고 있으니, 오렌지보다 무려 40배나 높다.

※ 비타민 C 함유량 = 로즈힙 〉 아세롤라 〉 오렌지

■■ 구강복용보다 정맥주사가 더 효과적이며, 고용량으로 치료할 때에는 변이 묽어지거나 설사를 하게 되므로 탈수가 되지 않게 물을 많이 마셔야 한다.

참고로, 동물 가운데 염소는 평온할 때 하루 13,000mg의 비타민 C를 생산하고 질병에 걸렸을 때는 100,000mg의 비타민 C를 생산한다. 사람도 최상의 건강을 유지하기 위해서는 하루 6,000~12,000mg 정도의 비타민 C가 필요하다. 10,000mg이량이면 보통 성인들의 신진대사에 필요한 양으로 충분하다. 질병에 걸렸을 때는 고용량이 필요하다.

> ▶ 《비타민 C가 보이면 건강이 보인다》의 저자인 서울대 의대 이왕재 교수는 하루 최소 6,000~10,000mg을 먹는 것이 좋다고 말한다. 이렇게 장기간 복용하면 피로와 스트레스를 이기고 혈관을 건강하게 해 주며, 대장암을 예방하고 당뇨와 당뇨성 동맥경화에도 효과가 있다고 밝히고 있다.

- 비타민 C를 30~180mg 복용하면 이 중에서 70~90%가 흡수되지만 1,000~1,500mg을 한 번에 복용하면 50%, 12,000mg을 한 번에 복용하면 16%밖에 흡수가 안 된다. 따라서 적은 양을 여러 번에 걸쳐 먹는 것이 효과적이다. 용량은 하루 6,000mg에서 시작하여 서서히 용량을 늘려가다 변이 묽어지거나 설사를 하면 변이 묽어지지 않을 정도로 줄이면 된다.

- 비타민 C를 먹으면 위장이 쓰리다고 하는 사람이 종종 있는데, 이럴 때는 비타민 C의 산도(acidity)를 감소시킨 비타민 C(소디움 아스코르 베이트 sodium ascorbate)를 복용하면 위장 자극이 감소하여 대용량도 복용할 수 있다.

> ▶ 이스터 C(Ester C)도 산성을 완전히 없앤 중성(pH) 비타민 C로, buffered, reduced acidity보다 위장 쓰림이 덜하다.

✖ 칼슘 아스코르베이트(calcium ascorbate)는 칼슘이 있어서 신석을 유발시킬 가능성이 있으므로 소디움 아스코르베이트(sodium ascorbate)나 아스코르빈산(ascorbic acid) 형태로 된 것을 복용하는 것이 좋다. 특히 신부전증 환자는 칼슘 아스코르베이트를 복용해서는 안 된다.

✖ 항암제 치료를 받는 암 환자는 비타민 C를 고용량으로 복용하지 않는 것이 좋다. 종합비타민에 함유된 비타민 C로 충분하다. 하지만 항암제 치료를 받지 않는 암 환자는 비타민 C의 항산화작용이 암 환자의 전반적인 건강을 증진시키고 세포의 건강을 유지하여 암을 억제하므로 비타민 C제제를 복용하는 것이 좋다.

❯ 2008년 10월, 뉴욕 암센터에서 비타민 C가 항암제의 효과를 감소시키므로, 항암 치료를 받는 암 환자는 비타민 C를 고용량으로 복용하지 않는 것이 좋다는 연구 결과가 나왔다. 항암제는 활성산소를 만들어 암세포의 미토콘드리아(mitochondria: 에너지를 생산하는 세포의 엔진)를 공격하여 암세포를 죽이는데, 비타민 C의 항산화작용이 이 활성산소를 흡수해 버린다는 것이다. 그러나 새로 나온 시스플라틴, 이레사, 타세바 같은 항암제들은 타깃 치료제라서 비타민 C를 복용하는 것이 좋을 것으로 보이므로 의사와 상의하기 바란다.

✖ 비타민 C는 대사되며 칼슘신석을 생기게 하는 수산염(oxalate)이 생긴다. 신장결석이나 신장 질환이 있는 환자는 하루 1,000mg 이상 비타민 C를 복용할 때는 물을 충분히 마셔야 하며, 신장결석이 생기는지, 결석이 커지는지를 주의 깊게 살펴보아야 한다.

❯ 아직까지 비타민 C로 인해 칼슘신석이 생긴다는 것을 확실히 입증한 연

구는 없으나, 여전히 학자들 사이에서 논란이 계속되고 있다. 오히려 연구에 의하면 8만 5,557명의 여성에게 하루 250~1,500mg을 14년간 복용하게 했으나 칼슘신석이 생기지 않았고, 남성 4만 5,251명에게 매일 1,500mg 이상을 복용시켰더니 오히려 칼슘신석이 생길 확률이 감소하였다.

✴ 요산(uric acid)을 증가시키므로 통풍이 있는 사람은 복용에 주의해야 한다.

✴ 비타민 C는 철분의 흡수를 증가시키므로 간 질환이 있는 환자는 식후 2시간이 지난 후에 복용해야 한다.

✴ 비타민 C는 철분의 흡수를 증가시키므로 철혈색소증(hemochromatosis)이 있는 환자는 복용 전에 의사와 상의해야 한다.

유럽을 살린 장미

2차 대전 당시 영국과 노르웨이, 스웨덴은 오렌지를 유럽으로부터 수송받지 못하여 어린이들부터 괴혈병 증상을 보이기 시작하며 쓰러지기 시작했다. 그때 영국에서 로즈힙에 비타민 C가 풍부하다는 사실을 발견하여 알려 주었고, 이것을 차로 마시거나 수프, 시럽, 잼으로 만들어 먹으면서 괴혈병 대란을 피할 수 있었다.
로즈힙 비타민 C는 장미 중에 Rosa canina(로사 카니나; 도그 로즈), Rosa mosqueta(로사 모스께따), Rosa rugosa(로사 루고사; 해당화)에서 추출한다. 여기에는 비타민 C 외에도 비타민 A, 라이코핀(lycopene), 루테인(lutein), 지아잔틴(zeaxanthin) 등 수많은 항산화제들이 풍부하다. 또한 로즈힙 오일(rose hip seed oil)은 비타민 C와 각종 항산화제뿐 아니라 알파리놀렌산(alphalinolenic acid)이 45~50%, 리놀산(linoleic acid)이 40%나 들어 있어 화장품 제조에도 많이 사용되고 있다.

오랜만에 미스터 김(Mr. Kim) 내외가 방문했다.

부인 얼굴이 유난히 팽팽하고 윤택이 나는 것 같아 (실례를 무릅쓰고) 물어보았다.

"지금 연세가 어떻게 되셨던가요?"

"5학년 9반이죠(59세라는 의미)."

"그런데 어쩌면 그렇게 주름이 없으세요?"

"글쎄, 저는 비싼 화장품을 써 본 적이 없어요. 바르는 거라곤 아침에 세수하고 뜨거운 수건을 얼굴에 한 5분 덮고 있다가 로즈힙 오일을 바르는 게 전부예요.■ 그런데 제가 보기에도 주름이 많이 없어진 것 같아요(호호). 값도 싸고 너무 좋더라고요. 80대이신 제 모친도 좋다고 하셔서 매번 몇 통씩 한국에 보내 드려요."

부인은 로즈힙 오일을 1년 넘게 꾸준히 바르고 있다고 했다. 로즈힙 오일이 좋다는 것은 알고 있었지만, 이렇게 직접 그 효과를 눈으로 확인하게 되니 놀랍기까지 했다. 이 부인은 라이신(l-lysine)과 비타민 C도 함께 복용하고 있었다. 라이신(l-lysine)은 비타민 C와 함께 콜라겐을 합성하여 피부와 혈관에 탄력을 주고, 관절연골의 원료가 되어 준다.■ ■ 부인의 피부가 팽팽해진 것에는 라이신(l-lysine)과 비타민 C도 한몫을 톡톡히 한 것으로 보인다(▶ 참고로 라이신 대신 콜라겐을 복용하면 더욱 효과적이다).

독자들이 너무 기대를 할 것 같아 한마디 덧붙인다. 이 부인은 얼굴이 동그랗고 통통한 형이라 더욱 효과를 본 것 같다. 얼굴이 마르고 주름이 많은 사람은 이 부인처럼 팽팽해질 것 같지는 않다.

■ 로즈힙 오일을 바르기 전에 뜨거운 수건을 대는 것이 귀찮으면, 그냥 뜨거운 물에 세수를 하고 나서 발라도 된다. 만약 뜨거운 물이 없으면, 세수를 하고 물기를 닦은 다음 얼굴을 가볍게 때려 발갛게 혈액순환이 잘되게 한 다음 발라도 된다.

■ ■ 나이가 들면 콜라겐 합성이 감소하여 주름이 생기고 동맥경화, 관절염이 생기게 된다.

22 비타민 D
Vitamin D

1800년대에는 만성 폐결핵 치료에 비타민 D가 많은 대구간유와 햇볕을 사용했다. 최근 여러 실험에서 비타민 D가 폐결핵균의 증식을 억제할 뿐 아니라 면역을 높여 몸을 보호해 준다는 사실 등이 밝혀지면서 비타민 D의 중요성이 다시 부각되고 있다.

햇볕 속의 자외선(ultraviolet; UV)을 받으면 피부에서 콜레스테롤이 비타민 D로 합성된다. 비타민 D는 지용성이므로 만성 간 질환으로 (지방을 분해하는) 담즙 분비가 부족한 사람, 소화흡수불량인 사람, 크론스장염이 있는 사람은 비타민 D가 부족하기 쉽다. 또 햇볕을 쬐지 않는 사람, 일조량이 부족한 지역에 사는 사람, 알코올 중독자 역시 부족증에 걸릴 확률이 높다.

효과/부족 증상

• 비타민 D는 면역을 높여 거식세포가 박테리아, 바이러스를 없애는 기능을 강화시켜 주고, 내추럴킬러세포(natural killer cell; NK)와 T림프세포 등 백혈구의 기능을 증강시켜 감염에 의한 발병률을 감소시킨다.

• 비타민 D는 면역을 증강시켜 폐결핵을 예방해 준다. 1800년대에는

만성 폐결핵 치료에 햇볕과 비타민 D가 많은 대구 간유(cod liver oil)를 이용했으나, 그 후 신약에 밀려 거의 잊혀져 왔다. 하지만 최근 실험실 연구에서 비타민 D가 백혈구 거식세포의 작용을 증강시켜 세포 내 폐결핵균의 증식을 억제하는 것으로 나타나자, 폐결핵 치료와 예방에 비타민 D 복용을 다시 권장하고 있다.

• 비타민 D는 면역을 양면으로 조절해 주는 작용이 있어 면역을 증가시킬 뿐 아니라 경우에 따라 감소시킨다. 그 결과 자가면역증인 건선으로 인한 관절염에 효과가 있고, 동물실험에서 다발성경화증과 류머티즘 관절염 같은 자가면역 질병에도 효과가 있음이 증명됐다. 또 다른 연구에서는 비타민 D가 부족하면 자가면역 질환이 증가하는 것으로 나타나 이러한 결과를 뒷받침해 주고 있다.

연구 결과

• 혈중 비타민 D의 수치가 낮을 경우 유방암, 대장암, 전립선암, 폐암, 백혈병 등에 걸리는 확률이 30~50% 증가하였다. 암 치료에는 하루 2,000IU 이상 복용해야 한다.

◆ 관련 질병 ◆

• 건선으로 인한 관절염
• 골다공증
• 다발성경화증
• 류머티즘 관절염
• 암
• 폐결핵

22 비타민 D가 위 질병에 전체적으로 도움을 주지만, 각 질병의 세부적인 자연의학 치료법은 〈1권〉의 해당 질병을 보시기 바랍니다.(저자 주)

- 비타민 D는 항암작용도 하여 대장암, 신장암, 유방암, 전립선암, 백혈병 등의 암세포는 물론 망막아세포종(retinoblastoma)과 종양으로의 혈관신생을 억제하는 것으로 나타났다.
- 비타민 D와 칼슘은 노인들의 골밀도 감소와 골절 위험을 줄여 준다. 65세 이상 남녀 389명에게 하루 700IU의 비타민 D와 500mg의 칼슘을 3년간 복용하게 했더니, 골밀도 감소를 지연시키고 골절 발생률도 현저하게 감소시켰다.
- 칼슘제와 비타민 D₃를 하루 1,000IU씩 4년간 복용한 그룹의 암 발생률은 3%, 칼슘제만 복용한 그룹은 4%, 가짜 약을 복용한 그룹은 7%로 나타나, 비타민 D와 칼슘제를 복용하면 암에 걸릴 확률이 60%나 낮아지는 것으로 보고되었다.

복용 방법/주의 사항

- 지금까지 알려진 적정량은 하루 200~400IU, 70세 이상은 600IU였다. 하지만 최근 연구에서 하루 2,000~3,000IU를 복용하면 면역을 올릴 뿐 아니라 암을 예방하는 작용도 기대할 수 있다는 것이 밝혀지면서 하루 용량을 2,000IU로 늘리고 있다.
- 폐결핵이나 건선(psoriasis)으로 인한 관절염, 다발성경화증(multiple sclerosis), 류머티즘 관절염 같은 자가면역 질병에는 비타민 D₃를 하루 2,000~3,000IU씩 복용한다. 오메가-3오일에 비타민 D가 1,000IU 함유된 것이 있으므로 이것을 복용하면 일석이조의 효과를 얻을 수

있다.

✖ 일반인은 하루 2,400IU씩 복용해도 부작용이 거의 없지만, 만약 3,800IU 이상을 장기 복용하면 칼슘과다증이 될 수도 있다. 한편 하루 50,000~100,000IU를 장기간 복용하면 칼슘과다증이 된다. 칼슘과다증이 되면 신장, 혈관, 심장, 폐 등의 조직에 칼슘이 침적되어 조직경화가 된다.

✖ 임신부와 수유모는 의사의 별도 지시가 없는 한 하루 권장량 400IU 이상은 복용하지 말아야 한다. 보통 임신부와 수유모용 종합비타민에 400IU가 들어 있고, 일반 종합비타민에 200IU, 칼슘제에 400~600IU의 비타민 D가 들어 있으므로 라벨을 잘 살펴 용량을 조절하기 바란다.

✖ 디곡신(Digoxin) 같은 심장약을 복용하는 사람은 비타민 D를 하루 2,000IU 이상 복용하지 말아야 한다. 부정맥이 생길 수 있다.

23 비타민 E
Vitamin E

비타민 E의 대표적인 기능은 항산화작용으로, 세포를 건강하게 하고 면역을 증강시킨다. 혈액의 응고를 막아 심장마비, 중풍 등을 예방하고 암, 에이즈 등의 감염으로부터 몸을 보호한다. 또한 알츠하이머 같은 뇌신경 손상 등에도 효과가 있다.

비타민 E는 지용성이며 필수 영양소이다. 지용성이므로 담즙과 췌장의 지방분해효소가 있어야 흡수가 된다. 따라서 몸에 간담, 췌장 질환 등이 있어 지방 흡수가 불량한 사람은 비타민 E가 결핍될 수 있다.

효과/부족 증상

• 비타민 E의 대표적인 기능은 항산화작용이다. 콜레스테롤지질의 산화를 막아 죽상동맥경화를 억제하고, 혈액의 응고를 막아 심장마비, 중풍을 방지하는 데 중요한 역할을 한다. 또한 신경 손상을 보호하고 세포막지질의 산화를 방지하여 세포■를 건강하게 하며, 항바이러스작

■ 비타민 E는 세포막을 건실하게 해 주며 유해활성산소의 피해로부터 세포막을 보호해 주는 중요한 항산화제이다. 세포막이 건실해야 세포로 영양소가 잘 들어가고 노폐물이 잘 빠져나와 세포가 건강해진다.

용을 한다. 뿐만 아니라 나쁜 콜레스테롤은 낮추고 좋은 콜레스테롤은 올려 주며, 면역을 증강시켜 암을 억제하는 작용을 한다.

- 비타민 E는 공해와 독소로부터 보호작용을 하고, 알츠하이머를 비롯한 뇌신경 손상과 백내장 등 안구 질환, 당뇨, 월경전증후군(PMS)에도 좋은 작용을 한다. 또 햇볕으로부터 피부를 보호하고 천식과 류머티즘 관절염에도 어느 정도 효과가 있다.

- 비타민 E는 비타민 C와 글루타티온(glutathione)의 도움을 받으면 항산화작용이 더욱 강해진다. 글루타티온은 아세틸시스테인(N-Acetyl-L-Cysteine; NAC)이라는 단백질에서 합성된다. ☞ NAC p.170

    ❯ 비타민 E, 비타민 C, 글루타티온(glutathione), 알파리포익산(alpha-lipoic acid)을 가장 대표적인 '항산화제 멤버들'(major antioxidant network)로 꼽는다.

- 비타민 E는 피부암이나 피부 노화로부터 보호해 주는 작용이 있다. 지나치게 햇볕을 쬐면 피부에 비타민 E가 없어져 피부암이나 피부 노화가 진행될 수 있으므로, 햇볕을 많이 쬐는 사람은 비타민 E를 보충해 주어야 피부암을 예방할 수 있다.

◆ 관련 질병 ◆

- 갑상선기능저하증
- 건선
- 고혈압
- 관절염(퇴행성 관절염)
- 담석증
- 당뇨
- 동맥경화증
- 류머티즘 관절염
- 백내장, 망막퇴화
- 불면증
- 불임증
- 아토피성 피부염
- 알츠하이머
- 암
- 요통
- 월경전증후군(PMS)
- 위·십이지장궤양

☞ p.121

23 비타민 E가 위 질병에 전체적으로 도움을 주지만, 각 질병의 세부적인 자연의학 치료법은 〈1권〉의 해당 질병을 보시기 바랍니다.(저자 주)

연구 결과

- 여러 가지 연구 결과에 따르면, 협심증 환자는 몸에 비타민 E가 부족하며, 비타민 E가 부족하면 심장마비를 비롯하여 심장병에 걸릴 확률이 크게 높아지는 것으로 나타났다.

- 콜레스테롤이 높은 토끼 실험에서 비타민 E는 나쁜 콜레스테롤의 산화작용을 현저하게 낮추어 죽상동맥경화를 감소시켰다. 원숭이에게 비타민 E 108IU를 3년간 복용시켰더니 죽상동맥경화가 감소했으며, 여러 동물실험 결과 비타민 E는 혈관의 죽상종(atheroma)을 25~50%가량 감소시키는 것으로 나타났다.

- 중급 정도의 알츠하이머 환자에게 매일 비타민 E 1,000IU씩을 2년 이상 복용하게 한 결과, 일상생활이 불가능한 정도의 치매에 이르는 확률이 53%나 감소했다. 이에 비해 알츠하이머 처방약(Selegiline)을 하루 10mg씩 복용한 그룹에서는 감소 확률이 43%에 그쳤다.

  ◉ 미국 정신신경학회에서는 초기와 중급 알츠하이머 치료에 비타민 E를 포함시키기로 하였다.

- 핀란드 흡연자들에게 소량(하루 37IU)의 비타민 E를 2년간 복용시켰더니, 전립선암 발생이 32%, 전립선암 사망비율이 41% 감소하였다. 또한 비타민 E는 폐암 발생률을 10~15% 감소시키는 것으로 나타났다.

- 여러 연구에서 비타민 E는 대부분의 암 발생률을 감소시켰으며, 비타민 C와 셀레니움(selenium) 등 다른 항산화제들과 같이 복용하면 효과가 더욱 높아지는 것으로 나타났다.

- 류머티즘 관절염 발생률의 증가와 비타민 E 부족은 서로 관련이 있는

것으로 나타났다. 또 비타민 E를 하루 1,200IU씩 복용했더니 염증은 그대로지만 통증이 크게 감소하였다.

- 하루 400IU의 비타민 E와 500mg의 비타민 C를 5주간 복용하게 했더니 천식과 폐 기능이 현저히 좋아졌다. 다른 연구에서는 흡연과 공해의 독소로부터 보호해 주고 기관지염 발생률도 떨어뜨렸다.

- 척추가 다쳐 등골이 압축되는 손상을 입은 고양이에게 비타민 E를 4주간 복용시켰더니 손상되기 전의 72%만큼 기능이 회복되었다. 반면 비타민 E를 먹이지 않은 고양이는 20%만 회복되었다.

  ❯ 이런 결과를 볼 때 중풍이 오는 즉시 비타민 E를 복용하면 중풍으로 인한 뇌신경 회복에 큰 도움이 될 것으로 추정된다. 뇌신경과 척추신경이 같은 중추신경이기 때문이다. 단, 뇌출혈로 인한 중풍은 출혈이 다 멎은 후에 복용해야 한다.

- 비타민 E를 복용하는 764명의 노인들을 대상으로 조사한 연구에서, 비타민 E는 백내장의 진행을 50% 감소시켰고, 종합비타민은 33% 감소시켰다. 또한 동물실험에서도 비타민 E는 백내장을 예방하고 백내장의 진행을 현저하게 억제하는 것으로 나타났다.

◆ 관련 질병 ◆

- 위염
- 유방섬유종
- 잇몸병, 치주염
- 전립선비대증
- 전립선암
- 중풍
- 천식
- 칸디다증
- 통풍
- 폐경기 증상
- 허피스

23 비타민 E가 위 질병에 전체적으로 도움을 주지만, 각 질병의 세부적인 자연의학 치료법은 〈1권〉의 해당 질병을 보시기 바랍니다.(저자 주)

- 프랑스인 2,584명을 대상으로 한 조사에서, 혈중 비타민 E의 수치가 높으면 나이로 인한 망막퇴화의 발생이 비타민 E 수치가 낮은 그룹보다 82% 감소하는 것으로 나타났다. 하지만 비타민 A, 비타민 C, 글루타티온(glutathione)과는 연관이 없는 것으로 나타나, 나이로 인한 망막퇴화에는 비타민 E만 효과가 있는 것으로 확인되었다.
- 비타민 E는 면역기능을 증강시켜 T림프세포의 숫자가 증가한다. 또 내추럴킬러세포(natural killer cell)와 다른 면역기능도 증가하여 암뿐 아니라 간염, 에이즈 등 여러 감염에 도움이 된다.

    ❯ 면역을 올리는 데는 하루 300IU가 적당한 것으로 보고되어 있다. 이것은 1,200IU보다 효과적이며 2,400IU를 복용했을 때는 오히려 면역이 감소하는 것으로 연구되었다.

- 비타민 E를 하루 400IU씩 3개월간 복용하게 했더니 월경전증후군(PMS)이 현저하게 개선되었다.
- 밤에 다리에 쥐가 나는 사람 125명에게 하루 300IU의 비타민 E를 복용시켰더니 증세가 크게 감소하였다.
- 비타민 E 크림을 4주 이상 발랐더니 눈가 주름이 감소했다. 다른 연구에서는 비타민 E와 비타민 C가 첨가된 크림을 18개월간 바른 결과, 주름이 현저하게 줄어들었다.
- 비타민 E가 피부를 젊게 하고 남자의 수정능력과 체력을 좋게 한다는 것은 몇 가지 근거가 있으나, 성 기능을 향상시킨다는 속설은 근거가 없다.

천연비타민 E에는 알파, 베타, 감마, 델타 토코페롤(tocopherol)과 알파, 베타, 감마, 델타 토코트리놀(tocotrienol)의 8가지가 있다. 이 가운데 알파 토코페롤 (alpha-tocopherol)이 인간생리에 있어 가장 중요한 역할을 하며 효과도 으뜸이다. 알파 토코페롤은 'd-alpha-tocopherol'이라고도 한다. 반면 인조비타민 E는 'dl-alpha-tocopherol'이라고 표기하며, 값은 싸지만 효과가 절반밖에 안 되는 합성물질이라 권하지 않는다. 라벨을 확인하여 이러한 내용을 잘 살핀 후 비타민 E를 골라야 한다.

복용 방법/주의 사항

하루 최소 권장량은 22IU이다. 하지만 이것은 아주 오래전에 정한 권장량이라 오늘날에는 터무니없이 적은 양이다. 치료보조제로 쓸 때는 150~600IU가 적당하며, 하루 1,500IU 이상은 복용하지 말아야 한다. 종합비타민에도 비타민 E가 들어 있는 것을 감안하여 하루 200~400IU 정도만 추가하면 된다.

• 환자가 아닌 일반인은 하루 200IU씩 먹거나, 400IU를 이틀에 한 번씩 먹는 것이 좋다.
• 임신부의 하루 권장량은 22~30IU이다. 임신 말기와 수유모는 조금 더 복용해도 된다. 임신부와 수유모용 종합비타민에 적당량이 들어 있으므로 라벨을 확인하여 용량을 조절한다.
• 비타민 E를 얼굴에 직접 바를 때는 캡슐을 손톱깎이로 딴 후 바르면 된다.

✖ 비타민 E는 산화되기 쉬우므로 건조하고 시원한 실내, 또는 냉장고에 보관하는 것이 좋다.

✖ 혈액을 묽게 하는 처방약 와파린(Wafarin)을 복용하는 환자, 혈액 응고가 잘 안 되는 환자, 소화도궤양, 뇌출혈이 있었던 환자, 혈우병 환자는 복용에 유의해야 한다.

✖ 수술하기 1개월 전부터는 비타민 E 복용을 중단해야 한다.

plus+

혈액 응고가 잘 안 되는 환자나 혈액을 묽게 하는 처방약(와파린)을 복용하는 환자 등은 비타민 E 복용에 주의해야 한다. 그리고 수술 한 달 전부터는 복용을 금한다.

빌베리

Bilberry

유럽 사람들은 눈 건강과 혈액순환을 위해 빌베리를 과일처럼 즐겨 먹고 잼이나 캡슐로도 복용한다. 특히 2차 대전 때 영국군이 빌베리잼을 먹고 나서 야간 시력이 좋아졌다는 발표 이후 더욱 관심과 사랑을 받기 시작했다.

빌베리(bilberry)는 항산화제 안토사이아닌(anthocyanin)▪이 풍부한 플라보노이드(flavonoid)▪▪이다. 비타민 C가 풍부하여 오래전부터 괴혈병(잇몸에서 피가 나는 병)에 사용되다가, 2차 대전 때 영국 공군조종사들이 빌베리 잼을 매일 먹고 나서 야간시력이 좋아지고 폭격의 정확성이 높아졌다는 보고가 있은 후, 빌베리의 눈에 대한 연구가 시작되고 각광을 받기 시작했다. 유럽 사람들은 눈 건강과 혈액순환을 위해 과일처럼 즐겨 먹고 잼이나 캡슐로도 복용한다. 빌베리에는 별다른 독성이 없다.

▪ 강력한 항산화제로 특히 망막과 동공의 작용을 좋게 하며, 밤눈을 밝게 해 준다.
▪▪ 식품에 널리 분포하는 황색 계통의 색소로, 항균·항암·항바이러스·항알레르기·항염 증작용을 한다. 또한 모든 질병의 원인으로 알려진 생체 내 산화작용을 억제하는 기능이 있어 플라보노이드계 물질에 대한 관심이 커지고 있다.

효과

- 많은 연구 결과에 의하면 빌베리는 모세혈관으로의 혈액순환을 촉진시키고 모세혈관벽을 튼튼하게 하여 멍이 잘 들거나 코피가 잘 나는 사람, 당뇨 환자, 정맥염, 혈액순환 장애에 효과가 있다.
- 눈은 인체에서 모세혈관이 가장 많은 곳 중 하나이다. 빌베리는 이곳으로 혈액순환이 잘되게 하여 망막퇴화증, 백내장, 야간시력 감퇴를 개선하는 효과가 있다. 혈액순환과 더불어 항염작용을 하여 류머티즘 관절염에도 사용된다.

연구 결과/사례

- 빌베리를 비타민 E와 함께 복용시켰더니 50명의 백내장 환자 중 48명이 더 이상 증세가 악화되지 않았다. 이것은 초기 백내장이 있는 50명에게 빌베리 360mg과 비타민 E 400IU를 4개월간 복용하게 한 연구 결과로, 97%가 백내장 진행을 멈추었다.

🧰 백내장이 진행 중이던 한 환자가 1~2년 안에 수술을 받아야 한다는 진단을 받고, 수술을 피할 방법이 없느냐며 나를 찾아왔다. 그 환자에게 항산화제

◆ **관련 질병** ◆

- **관절염**(퇴행성 관절염)
- **녹내장**
- **당뇨**
- **백내장**
- **신석증**
- **위·십이지장궤양**
- **위염**
- **잇몸병, 치주염**
- **치질**
- **통풍**

24 **빌베리**가 위 질병에 전체적으로 도움을 주지만, 각 질병의 세부적인 자연의학 치료법은 〈1권〉의 해당 질병을 보시기 바랍니다.(저자 주)

와 빌베리(bilberry)를 처방해 주면서 야채, 과일을 많이 먹으라고 권했다. 10개월을 꾸준히 이 처방에 따른 후 안과 검사를 받았는데, 백내장이 더 이상 진행되지 않고 오히려 약간 좋아져 담당의사도 놀랐다고 한다.

• 오랜 시간 컴퓨터를 하는 사람들도 빌베리 복용 후 눈의 피로와 충혈이 훨씬 덜해졌다. 또 시력이 좋아지고 두통도 줄어들었다.
• 빌베리는 혈액순환과 혈관탄력을 좋게 하므로, 다른 약초들과 함께 다리 정맥염과 치질에 효과를 나타냈다. 또한 망막황반퇴화증에도 효과가 있었다.

복용 방법/주의 사항

용량은 160mg 1캡슐을 하루 2번, 증상이 심하면 하루 3번 복용한다. 정맥염이 심한 경우에는 1캡슐씩 하루 3번 염증이 가라앉을 때까지 복용하고, 그 후에는 하루 2번씩만 복용한다.

▶ 캡슐 2개 분량인 320mg은 빌베리 열매 3공기에 해당한다.

• 빌베리처럼 항산화작용을 하고 혈관탄력과 혈액순환을 좋게 하는 포도씨 추출물(grape seed extract)과 같이 복용하면 더욱 효과적이다. 그리고 비타민 A, C, E와 셀레니움, 아연이 들어 있는 종합비타민을 함께 복용하기를 권한다. 아연은 눈의 망막황반(macula)에 많이 집결하여 눈에 꼭 필요한 미네랄이다.

• 베타카로틴(beta-carotene)과 루테인(lutein), 지아잔틴(zeaxanthin) 역시 안구
  건조증, 백내장, 시력 향상 등에 효과가 좋은 안구 영양소이자 항산화
  제이다. 노화와 독소, 산화작용, 스트레스, 자외선 등에 의해 손상된
  눈을 회복시켜 준다. ☞베타카로틴 p.70

✖ 혈액을 묽게 하여 혈액순환을 잘되게 하므로, 혈액을 묽게 하는 처방
약을 먹는 사람은 의사와 상의하여 처방약의 용량을 줄일 수 있다.

  ▶ 예를 들어 와파린(Wafarin) 같은 처방약을 먹는 환자가 빌베리를 복용하
    면 처방약의 용량을 내릴 수 있다.

셀레니움

Selenium

셀레니움은 우리 몸에서 소량만 있으면 되지만, 매우 중요한 역할을 한다. 면역 증강작용과 함께 림프세포, 거식세포, 내추럴킬러세포 등 백혈구의 작용을 강화하여 암세포와 병균, 바이러스 등을 잡아낸다. 그래서 암, 에이즈, 간염 등의 치료에 중요하게 쓰인다.

셀레니움(selenium)은 항산화효소(산화작용으로 생기는 독소 노폐물들을 배출시킨다)를 생산하는 데 필요한 미네랄로, 하루 수천 개씩 생겨나는 유해활성산소가 암으로 발전되지 않게 하여 암을 예방하는 데 도움을 준다. 또 심장병, 류머티즘 관절염 등에 항염작용을 하고 백내장 등을 예방하며, 갑상선호르몬을 생산하고 임신 중 태아발육에도 없어서는 안 된다. 셀레니움은 또한 피부의 산화를 방지하여 피부 노화를 지연시키고 피부암을 예방하는 데도 작용한다.

효과

• 셀레니움이 부족하면 몸에 병을 일으키지 않는 바이러스도 변종이 되어 질병을 일으키게 되고 전립선암, 폐암, 대장암, 위암, 피부암을 비롯하여 각종 암이나 심장마비, 심장병, 백내장, 허피스 등에 걸리기

쉽다. 그리고 검버섯이 생기고 빨리 늙게 된다.

- 간에서 만들어내는 강력한 항산화제 글루타티온 (glutathione)의 생산력을 높여 간세포의 독소를 해독함으로써 B형 간염과 C형 간염을 줄여 주는 매우 중요한 미네랄이다.

  ▶ 글루타티온은 아세틸시스테인(N-Acetyl-L-Cysteine; NAC)에서도 만들어진다. ☞NAC p.170

- 셀레니움은 비타민 E와 함께 세포벽의 산화로 인한 손상을 방지해 주고 비타민 E의 작용을 더욱 증강시킨다.

- 셀레니움은 여러 가지 중금속과 결합하여 그 독소를 중화시키고, 탄력섬유를 유지시켜 피부와 혈관의 노화를 지연시킨다.

- 나쁜 콜레스테롤이 산화하여 혈관벽에 붙는 것과 혈액이 엉기는 현상을 방지하여 혈액순환을 좋게 한다.

연구 결과

- 간염과 간암 발생이 높은 중국의 한 지역에서 셀레니움을 대량 복용하게 한 결과, B형 간염 발생률이 35%나 감소했다. 뿐만 아니라 B형 간염 환자 226

◆ 관련 질병 ◆

- 간염
- 갑상선기능저하증
- 건선
- 동맥경화증
- 류머티즘 관절염
- 백내장
- 불임증
- 암
- 여드름
- 잇몸병, 치주염
- 자궁경부이형증
- 천식

25 **셀레니움**이 위 질병에 전체적으로 도움을 주지만, 각 질병의 세부적인 자연의학 치료법은 〈1권〉의 해당 질병을 보시기 바랍니다.(저자 주)

명의 간암 발생률이 제로(0)가 되었다. 동물실험에서도 B형 간염의 감염을 77.2% 감소시켰고, 간암 발생률 역시 75.8%나 감소시켰다.

- 셀레니움(selenium)은 정자의 건강에도 중요한 역할을 하여 남성 불임증에도 효과를 보였다. 셀레니움이 크게 부족한 것으로 나타난 스코틀랜드의 불임 남성 64명을 2개 조로 나누어 셀레니움을 2년간 복용하게 했더니, 정자의 건강과 운동성이 향상되었다. 셀레니움을 복용한 그룹에서는 5명이 임신에 성공했고, 셀레니움을 복용하지 않은 그룹에서는 1명도 성공하지 못했다.
- 자궁경부이형증이 있는 여성은 셀레니움이 현저하게 부족한 것으로 나타났다.
- 많은 연구에 따르면 셀레니움이 부족하면 위암, 식도암, 대장암, 직장암, 전립선암에 걸릴 확률이 높아지는 것으로 나타났다.

  ▶ 흥미롭게도 마늘, 양파, 브로콜리 등 암에 좋은 음식들은 셀레니움 함량이 높다.

- 백내장에 걸린 사람도 셀레니움이 부족한 것으로 나타났다. 또 토양에 셀레니움이 부족한 지방에서 심장병 발생률이 3배나 더 높았다.

복용 방법/주의 사항

셀레니움의 하루 권장량은 200mcg이며, 바이러스에 감염된 경우는 하루 400~600mcg을 복용한다.

✖ 하루 1,000mcg 이상 복용하면 머리가 많이 빠지고 손톱이 잘 깨지며, 입에서 마늘 냄새가 난다. 그 밖에 우울증, 매슥거림, 구토, 신경과민 등 부작용이 나타난다.

26 소장균, 대장균
Probiotics

프로바이오틱스(probiotics)는 포괄적 의미의 유산균, 즉 우리 몸에 유익한 장 속 미생물을 뜻한다. 여기서는 요구르트의 유산균과 혼돈을 막기 위해 소장균, 대장균이라 부르기로 한다.

우리 장 속에는 스스로 천연항생제(acidophilin)와 산(lactic acid, acetic acid, benzoic acid), 과산화수소를 분비하여 대장 속 나쁜 균들의 증식을 억제하고 공해물질과 독소를 해독시켜 주는 좋은 균들이 있는데, 그 대표적인 것이 소장균(lactobacillus)과 대장균(bifidobacterium)이다.

1908년 메치니코프 박사(Dr. Elie Metchnikoff)가 노벨상을 받은 이유가 바로 이 소장균, 대장균 때문이다. 그는 좋은 소장균, 대장균이 장내 나쁜 균을 억제하여 장을 정화하고 면역을 증강시켜 건강에 중요한 역할을 한다는 것을 발견하였다.

소장균(락토바실러스 · latobacillus)

소장균은 우리 입속, 소장, 요도, 질 안 등에 서식하는 유산균으로 56가지 종류가 있다. 이 중 락토바실러스 아시도필루스(lactobacillus acidophilus), 락토바실러스 카제이 람노수스(lactobacillus casei rhamnosus), 락토바실러스 불가리쿠스(lactobacillus bulgaricus)가 대표적이다.

대장균(비피도박테리움 · bifidobacterium)

대장균은 주로 대장에 서식하며 신생아, 특히 모유를 먹는 아기의 경우 출생 후 수일 안에 대장에서 증식한다. 30가지 종류가 있으며 비피도박테리움 비피덤(bifidobacterium bifidum), 비피도박테리움 롱굼(bifidobacterium longum), 비피도박테리움 인판티스(bifidobacterium infantis)가 대표적이다.

효과

"질병의 80%는 대장에서 시작되고 노화 역시 대장에서 시작된다"는 말은 반대로 "장내 좋은 균들이 많으면 건강할 수 있다"는 말로 해석할 수 있다. 좋은 균인 소장균, 대장균이 많으면 나쁜 균들과 대장독소가 번성하지 못한다. 장내 나쁜 균들이 많으면 변이 진한 녹색이나 검은색이 되고 가늘고 진득거리며 변 냄새가 나쁘고 변비가 되지만 소장균, 대장균이 많으면 매일 쾌변을 본다. 하지만 이러한 소장균, 대장균이 부족해지는 이유는 항생제 복용으로 인해 소장균, 대장균이 죽기 때문이며 나이, 위산 부족, 스트레스, 음

◆ **관련 질병** ◆

* 건선
* 류머티즘 관절염
* 방광염
* 변비
* 소장균, 대장균 부족증
* 과민성대장증후군
* 아토피성 피부염
* 음식 알레르기
* 여드름
* 월경전증후군(PMS)
* 유방섬유종
* 전립선비대증
* 전립선암
* 천식
* 칸디다증

26 **소장균, 대장균**이 위 질병에 전체적으로 도움을 주지만, 각 질병의 세부적인 자연의학 치료법은 〈1권〉의 해당 질병을 보시기 바랍니다.(저자 주)

주도 원인으로 작용한다.

- 소장균, 대장균은 장점막에 증식하여 알레르기를 일으키는 물질이 장
  점막을 통과하지 못하게 하고 천연항생제를 만들어 나쁜 균들을 억제
  한다. 그리고 산(acid)과 항체를 만들어 면역을 증강시키고 비타민 B_2,
  B_3, B_5, B_{12}, 바이오틴(Biotin), 비타민 K를 생산하며 소장에서 미네랄을
  흡수하는 데 중요한 역할을 한다.

    ▶ 소장균이 분비하는 천연항생제 애시도필린(acidophilin)은 강한 항생 작
    용을 한다.

- 대장독소가 간으로 흡수되는 것을 막아 간 기능을 높여 준다. 뿐만 아
  니라 대장의 발암물질에 붙어 발암물질을 무력화하고 직접 종양의 성
  장을 억제하기도 한다. 동물실험에서도 발암물질을 만드는 박테리아
  를 억제하여 대장암을 예방해 주는 것으로 나타났다.

- 변비, 식중독, 음식 알레르기를 감소시키고 헬리코박터균을 억제하
  며, 칸디다증을 없애 준다. 또 질염을 예방한다.

- 대장균 비피도박테리움 비피덤(bifidobacterium bifidum)은 로타바이러스
  (rotavirus)에 의한 설사를 감소시킨다.

- 알레르기 음식은 장벽에서 염증을 일으킨다. 또 장벽을 상하게 하여
  알레르기 음식 조각이 장벽을 통과, 흡수되면 알레르기를 일으킨다.
  소장균, 대장균은 장벽에 증식하면서 장벽을 보호하여 음식 알레르기
  를 막아 준다. 소장균 락토바실러스 람노수스 GG(lactobacillus rhamnosus
  GG)는 이러한 원리로 음식 알레르기로 인한 아이들의 아토피성 피부

염을 현저히 개선시켜 준다.

• 소장균 락토바실러스 플란타룸(lactobacillus plantarum)은 박테이로신(bacteriocin)을 분비하여 나쁜 균에 대해 항생제작용을 한다. 독일의 양배추 김치(sauerkraut)와 서양 오이지(pickle), 한국의 잘 익은 김치에 들어 있는 이 균은 장벽에 붙어 나쁜 균이 붙는 것을 방지하지만 찌개로 끓여 만들면 열에 의해 모두 죽는다.

> ❯ 따라서 유산균이 풍부한 신김치를 김치찌개로 만들어 먹는 것은 건강적인 측면에서 보면 큰 손실이다.

• 소장균 락토바실러스 카제이(lactobacillus casei)와 락토바실러스 람노수스 GG(lactobacillus rhamnosus GG)는 면역단백구 IgA를 증가시켜 로타바이러스로 인한 유아의 설사를 감소시킨다.

• 소장균 락토바실러스 아시도필루스(lactobacillus acidophilus)와 대장균 비피도박테리움 비피덤(bifidobacterium bifidum)은 백혈구의 탐식작용(phagocytic activity)을 증강시킨다.

• 소장균 락토바실러스 람노수스 GG(lactobacillus rhamnosus GG), 락토바실러스 아시도필루스(lactobacillus acidophilus)와 대장균 비피도박테리움 불가리쿠스(bifidobacterium bulgaricus), 비피도박테리움 롱굼(bifidobacterium longum)은 항산화 작용을 한다.

> ❯ 요구르트의 주된 유산균인 락토바실러스 불가리쿠스(lactobacillus bulgaricus)는 좋은 작용을 하지만, 장벽에 증식하지 못하고 배출되기 때문에 매일 먹어야 한다.

연구 결과

- 소장균 락토바실러스(lactobacillus) 종류는 실험쥐의 장염을 예방했고, 락토바실러스플란타룸(lactobacillus plantarum)은 장염을 개선시켰다.
- 소장균 락토바실러스 람노수스 GG(lactobacillus rhamnosus GG)는 대장염 재발이 잦은 환자의 나쁜 균(glortridium difficile)을 박멸, 근절하였다. 또 발암물질을 먹여 소장암에 걸리게 한 쥐의 장암을 억제하고 발암물질과 결합하여 장암을 방지하였다.
- 임상연구에서 재발이 쉬운 만성 대장낭염(pouchitis) 환자에게 락토바실러스 카제이(lactobacillus casei), 락토바실러스 플란타룸(lactobacillus plantarum), 락토바실러스 아시도필루스(lactobacillus acidophulus)가 함유된 소장균을 9개월간 복용시켰더니 재발률이 크게 감소했으며 부작용도 없었다. 소장균 락토바실러스 람노수스 GG(lactobacillus rhamnosus GG)도 효과가 있다는 연구 결과가 있다.
- 소장균 락토바실러스 플란타룸(lactobacillus plantarum), 락토바실러스 람노수스(lactobacillus GG: rhamnosus), 락토바실러스 불가리쿠스(lactobacillus bulgaricus)는 면역을 조절하여 천식·비염·아토피 등 알레르기 질환을 방지하고, 신생아의 우유 알레르기를 포함하여 알레르기 음식이 장벽에서 염증을 일으키는 것을 감소시켰다. 또 락토바실러스 람노수스 GG를 복용하는 엄마의 모유를 먹는 아기들은 눈에 띄게 아토피성 피부염이 개선되었다. 락토바실러스 람노수스 GG를 직접 복용한 유아에게도 같은 효과가 나타났다.
- 동물실험과 인간의 기초적인 연구에서 소장균 락토바실러스 아시도필

루스(lactobacillus acidophulus), 락토바실러스 카제이(lactobacillus casei)는 발암물질을 생산하는 박테리아들과 암의 성장을 억제하였다. 또한 락토바실러스 카제이가 방광암의 재발률을 감소시킨다는 기초적인 연구도 있다.

- 소장균 락토바실러스 람노수스 GG(lactobacillus rhamnosus GG), 락토바실러스 카제이(lactobacillus casei), 락토바실러스 플란타룸(lactobacillus plantarum)은 헬리코박터균을 강하게 억제하는 작용이 있어 헬리코박터균을 감소시키고, 이 균으로 인한 위염도 개선시킨다. ☞1권 위염 p.382

- 최근 연구에 의하면 100억 개 정도의 대장균 비피도박테리움 인판티스(bifidobacterium infantis)를 투여했더니 과민성대장증후군(IBS) 환자의 증상이 경감되었다.

- 지금까지 소장균은 장에서 자생하는 토종(indigenous)이며, 소장균을 복용하면 보충이 되는 것으로 알려져 있었으나, 일시적으로 증식하는 것이라는 사실이 밝혀졌다. 최근 한 연구에 의하면 소장균 락토바실러스 람노수스 GG(lactobacillus rhamnosus GG)가 직장 조직(rectal biopsies)에서 생존할 수 있는 시간은 복용 후 최대 12일밖에 되지 않는다. 그 대신 소장균을 지속적으로 복용하면 장점막(mucus)에서 집단(colonization)을 이루며 증식하여 그 수를 유지할 수 있다.

- 소장균은 장점막에 증식하는 숫자보다 장내 음식조각에 붙어 떠다니는 숫자가 훨씬 더 많다. 음식조각에 붙어 떠다녀도 좋은 작용을 하는 것은 변함없지만, 소장균, 대장균 복용을 중단하면 곧바로 변이 나빠지는 이유는 대부분의 소장균들이 장내 음식조각에 붙어 떠다니다가

대변으로 배출되기 때문이다. 그리고 또 다른 중요한 이유는, 장점막에 바이오필름(biofilm: 보호막층)을 만들어 그 속에서 집단 번식하고 있는 나쁜 균들을 없애지 못하여 나쁜 균들이 순식간에 번식하였기 때문이다. 나쁜 균들을 근본적으로 없애려면 바이오필름 분해제(enzyme)를 복용하여 바이오필름(biofilm)을 분해하는 동시에 그 속의 나쁜 균들을 죽이는 자연항생제를 같이 복용해야 한다.

☞1권 바이오필름 분해제 p.462

- 소장균 락토바실러스 아시도필루스(lactobacillus acidophilus)를 326명의 3~5세 아이들에게 복용시켰더니 상기도감염에 걸리는 횟수와 증상이 감소하여 항생제를 투여할 필요성이 84%나 줄어들었다.
- 소장균 락토바실러스 람노수스 GG(lactobacillus rhamnosus GG)는 만성 변비 상태에서 배변 횟수를 늘려 주고 변을 딱딱하지 않고 부드럽게 만들어 주어 관장의 필요성을 감소시켰다.
- 소장균 락토바실러스 람노수스 GG(lactobacillus rhamnosus GG)를 궤양성 대장염 환자에게 1년 동안 대량으로 복용하게 했더니 증상이 경감되었다.
- 노인이 되면 이런 좋은 균들이 감소하여 장염에 걸리기 쉬워진다. 63~84세의 노인 30명에게 소장균, 대장균을 9주간 복용시켰더니 림프세포와 내추럴킬러세포의 수가 증가하였으며 백혈구의 탐식작용도 증가하여 면역이 증강되었다.

복용 방법/주의 사항

- 소장균, 대장균은 장벽에 붙어 증식하지만 토종으로 자생하여 영원히 사는 것이 아니라 일시적이므로 꾸준히 보충해 주는 것이 중요하다. 그리고 사람의 장 상태에 따라 복용량을 달리해야 하기 때문에 자기에게 맞는 양을 찾아야 한다. 소장균, 대장균의 식량이 되는 FOS(fructooligosaccharides 플라토 올리고당: 포도당 한 분자에 여러 개의 과당 분자가 결합된 올리고당) 제품 🖙1권 p.284 을 추가로 복용하면 소장균, 대장균의 식량이 되어 증식에 도움이 된다. 아울러 좋은 균들의 식량이 되는 좋은 음식 🖙1권 p.277 을 먹어야 증식이 더 활발해진다.

- 부득이 항생제를 복용해야 할 경우는 소장균, 대장균의 용량을 2배로 늘리고 항생제와 2시간 이상 간격을 두고 복용해야 한다. 그리고 항생제 치료가 끝난 다음에도 최소한 한 달 이상은 2배 복용을 유지한 후 이전 용량으로 돌아간다.

- 질에서 나쁜 냄새가 나거나 잡균에 의한 질염이 생겼을 때에도 소장균, 대장균이 효과적이다. 소장균, 대장균 1캡슐을 1~2주 동안 아침과 잠자기 전 질에 넣으면 대부분 증상이 없어진다. 파우더인 경우는 ¼~½찻숟가락을 약간의 물과 함께 관주(douche) 용기에 넣어 잘 흔든 다음 질에 넣어 준다. 먹는 소장균, 대장균을 함께 복용하면 더욱 효과적이다.

   ◉ 질에 넣을 때는 동물성 젤라틴 캡슐보다 식물성 캡슐을 권한다.

- 부작용으로 배가 팽만해지고 변비가 생길 수도 있으나 거의 드물다.

27 스피룰리나

Spirulina

스피룰리나는 클로렐라와 비슷한 이끼 종류로 영양소가 매우 풍부하다. 유엔식량기구에서는 스피룰리나를 '미래 최고의 식량'으로 선정했고, 미국과 유럽의 우주항공국에서는 우주선에서 키우는 식량으로 채택했다.

스피룰리나(spirulina)는 원래 화산 분화구 호수에서 자라는 이끼로, 아즈텍(Aztec)문명 시절부터 남아메리카 사람들의 식량이 되어 왔다는 기록이 있다. 실제 동부·남부 아프리카 사람들은 스피룰리나를 중요한 영양식으로 여겨 매끼 9~13g 먹고 있다. 스피룰리나는 영양이 풍부하여 면역을 증강시키고 혈압, 콜레스테롤, 혈당을 낮추어 준다. 항산화작용이 우수하며 간을 보호하고 눈을 건강하게 해 주는 작용이 있다.

효과

• 스피룰리나에는 베타카로틴이 하루 분량인 3g당 9,000IU나 들어 있다. 따라서 눈에 관한 모든 질병에 효과적이며, 영양실조로 실명하는 저개발국 아이들에게 훌륭한 영양소 역할을 한다. 스피룰리나에는 비타민 B_1, B_2, B_3, B_6, 엽산, 비타민 C, D, E가 있으며 포타슘(칼륨)이 풍

부하고 칼슘, 마그네슘, 크로미움, 구리, 철분, 망간, 인산, 셀레니움, 소금, 아연도 들어 있다. ■

- 스피룰리나는 항바이러스, 면역 조절, 콜레스테롤 강하, 항산화작용을 하며, 간 기능을 좋게 하고 알레르기를 감소시킨다. 또 혈압을 내리고 혈당을 안정시키며 몸 안에 든 독소를 배출하는 작용도 뛰어나다.

- 클로렐라와 마찬가지로 중금속과 결합하여 몸 밖으로 배출시키는 작용이 있고 소장, 대장 속 좋은 균들의 식량이 되어 이 균들의 증식을 도와주는 작용을 한다. 섬유질도 많아 변비에도 효과가 있다.

- 항산화제 수퍼옥사이드 디스뮤테이즈(superoxide dismutase; SOD)가 풍부하여 간을 독소로부터 보호해 주는 작용이 우수하다.

- 스피룰리나는 약 62~71%가 아미노산과 필수아미노산으로 구성되어 있어 단백질 함량이 매우 높고 여러 가지 베타카로틴과 엽록소(클로로필chlorophyll), 필수지방산인 감마리놀렌산(GLA)이 함유되어 있다.

- 거식세포, T림프세포, B림프세포, 내추럴킬러세포

■ 간혹 스피룰리나에 비타민 B₁₂가 풍부하다고 광고하는 것을 볼 수 있는데, B₁₂와 비슷한 성분이 소량 들어 있을 뿐 진짜 B₁₂의 작용은 없는 것으로 나타났다. ☞ 비타민 B₁₂ p.100

◆ 관련 질병 ◆

- 간
- 갑상선기능저하증
- 건선
- 눈
- 당뇨병
- 변비
- 빈혈
- 암(항암, 항바이러스, 방사선 중독 개선)
- 여드름
- 알레르기 감소
- 월경 과다
- 인플루엔자(독감)
- 중금속 배출
- 집중부족증(ADD)
- 축농증(부비강염)
- 허피스

27 스피룰리나가 위 질병에 전체적으로 도움을 주지만, 각 질병의 세부적인 자연의학 치료법은 〈1권〉의 해당 질병을 보시기 바랍니다.(저자 주)

(natural killer cell; NK) 등 면역세포들의 작용을 2배로 강화시키고 비장, 간, 골수, 림프선, 흉선 등의 면역기능을 개선해 HIV-1, 허피스, 홍역, 이하선염, 인플루엔자(influenza; 독감) 바이러스 등을 억제하는 것으로 나타났다.

> ● 따라서 감기에 잘 걸리고 허피스가 잘 생기는 사람, 알레르기 환자, 암 환자에게는 스피룰리나 복용을 권한다.

• 스피룰리나(spirulina)를 검푸른 녹색으로 보이게 하는 파이토사이아닌 (phytocyanin)이라는 영양소는 동물실험 결과 골수에서 적혈구와 백혈구의 생산을 증가시켜 빈혈과 면역에 좋은 것으로 나타났다. 이처럼 항암과 항바이러스작용을 하며, 방사선 중독을 개선하고 면역시스템을 증강시킨다.

우주선에서도 키우는 스피룰리나?

스피룰리나가 얼마나 풍부한 영양소를 가지고 있는지는 몇 가지 영양소를 비교해 보는 것으로도 알 수 있다. 스피룰리나는 우유보다 칼슘이 훨씬 풍부하고 시금치보다 철분이 많다. 또 당근의 2배 가까이 베타카로틴이 많고, 클로렐라보다는 3~7배나 많다. 뿐만 아니라 육류보다 2.5배나 많은 단백질을 가지고 있다.

● 칼슘: 스피룰리나 〉 우유
● 철분: 스피룰리나 〉 시금치
● 단백질: 스피룰리나(2.5배) 〉 육류
● 베타카로틴: 스피룰리나(2배) 〉 당근
● 베타카로틴: 스피룰리나(3~7배) 〉 클로렐라

이처럼 뛰어난 영양소를 인정받아 1974년 유엔세계식량기구에서는 스피룰리나를 '미래 최고의 식량'으로 선정하였다. 또한 미항공우주국(NASA)과 유럽우주항공국 (ESA)에서는 스피룰리나를 우주선에서 키우는 식량으로 채택하였다.

연구 결과

• 방사선에 중독되면 골수에서 적혈구와 백혈구의 생산이 급속히 감소하여 빈혈이 되고 면역이 떨어져 알레르기, 감염성 질환, 암 등에 걸리기 쉬워진다. 스피룰리나는 방사선 중독을 감소시키는 작용이 있어 항암 치료를 받는 환자에게 좋다. 한 연구 결과에 의하면 방사능에 중독된 아이들에게 하루 5g씩 스피룰리나를 먹였더니 아이들이 극적으로 소생했고, 복용하지 않은 아이들과 뚜렷한 차이를 보였다.

• 동물실험에서 알레르기 치료에도 효과가 있는 것으로 확인되었다. 스피룰리나는 히스타민을 분비하는 마스트세포(mast cell)의 탈과립을 막아 히스타민 분비와 면역글로불린 E(IgE) 항체 반응을 억제함으로써 알레르기 반응을 감소시켰다.

• 최근 실험실 연구에 의하면 스피룰리나 추출물이 T림프세포 안의 에이즈 바이러스 증식을 억제하는 것으로 나타나 향후 인체실험에 기대를 갖게 한다.

• 자폐증(autism)에 걸린 어린이가 스피룰리나를 먹어 호전된 경우도 보고되었다.

• 한국의 열린대한내과학회 학술대회 발표에 따르면, 스피룰리나(spiruli-na)가 당뇨병 환자의 혈당 조절에 유용하다고 한다. Ⅱ형(성인형)당뇨 환자 50명에게 스피룰리나를 2g씩 하루 3번 복용시킨 결과, 분(分)당 혈당감소율이 복용 전 1.64%에서 복용 후 2.33%로 개선되었다고 밝혔다. 분당 혈당감소율은 인슐린을 주사한 뒤 혈당이 1분에 몇 %나 떨어지는지를 보여 주는 수치이다. ■

또한 이 연구에서 스피룰리나를 복용한 그룹은 혈관건강에 유익한 콜레스테롤(HDL) 수치가 복용 전 50.3mg/dl에서 53.1로 높아진 반면, 해로운 중성지방 수치는 189.9mg/dl에서 172.1로 감소하였다. 연구팀은 또 복부의 지방 두께가 복용 전 49.4mm에서 41.6mm로 줄어든 것도 의미 있는 결과라고 해석했다. 이와 달리 스피룰리나를 복용하지 않은 다른 10명의 당뇨병 환자는 인슐린 저항성, 혈중 콜레스테롤 수치, 복부지방 두께에서 별다른 개선 증상이 보이지 않았다. 이 밖에 연구팀은 스피룰리나의 높은 단백질 함량(55~70%)이 당뇨병 환자의 혈당 조절에 도움을 주고 허기증을 없애 주며 기운이 나게 하는 것 같다고 풀이했다. 국내 당뇨병 환자의 대다수가 단백질 섭취가 부족하다는 점에서 희소식이 아닐 수 없다.

■ 일반적으로 분당 혈당감소율이 2.5% 이하이면 당뇨병의 진단 기준인 인슐린 저항성이 있는 것으로 판단한다. 인슐린 저항성이란 세포가 인슐린에 잘 반응하지 않아 혈당을 세포 안으로 들여보내는 기능이 떨어졌다는 의미이다.

복용 방법/주의 사항

• 성인 용량은 하루에 2~5g이고 어린이는 0.5~1.5g이다.

• 소화가 잘 안 되는 사람은 위산과 소화효소를 같이 복용하는 것이 좋다.

✖ 스피룰리나는 독성이 없고 부작용도 없으나, 임신부나 수유모는 복용하지 않는 것이 안전하다.

✖ 오염된 물에서 키운 스피룰리나는 수은 같은 중금속에 오염되어 있을 수 있으므로, 스피룰리나를 구입할 때는 깨끗하고 믿을 만한 환경에서 키운 것인지를 살펴보아야 한다.

28

실리마린
Silymarin, Milk thistle

100년 전만 해도 서양 의사들이 약초를 써서 환자를 치료했다는 사실을 지금 사람들은 까맣게 잊고 있다. 실리마린도 그 대표적인 약초 중 하나이다. 씨를 약으로 사용하는 약초 가운데 간 보호작용이 가장 뛰어난 것 중 하나로 알려져 있다.

실리마린(silymarin)은 '밀크시슬(milk thistle)'이라는 이름으로 더 잘 알려져 있는 약초로서 유럽과 러시아, 북아프리카, 아시아 등지에서 자생하는 약초이다. 2000년 넘게 유럽에서 사용되어 왔으며 간염, 지방간, 간경화, 담석증에 두루 쓰인다. 독일■ 의사들은 간 질환에 실리마린을 가장 많이 처방한다.

효과
• 실리마린은 독소가 간세포벽에 붙는 것과 간세포로 들어가는 것을 방지해 준다. 또 간에서 글루타티온(glutathione)과 과산화물제거제(superoxide

---

■ 독일에서는 환자 치료에 약초를 많이 사용한다. 의과대학에서는 약초학을 배우고 의사 면허시험에서도 약초학 시험을 통과해야 한다.

dismutase: SOD)라는 항산화제를 생산하여 간의 독소를 해독하며 간세포 손상을 보호해 준다. 이러한 항산화작용이 비타민 E보다 무려 10배나 강하다.

> ● 글루타티온(glutathione) 수치가 높을수록 중금속을 비롯해 살충제, 매연, 담배 등의 독소를 더 많이 몸 밖으로 배출시킨다.

- 간에서 독소를 해독하면 혈액이 깨끗해지기 때문에 만성 피부병, 여드름, 습진, 건선에도 좋은 효과가 나타난다. 이런 이유로 실리마린을 '블러드 클렌저(Blood Cleanser: 혈액 청소부)'라고도 한다.

☞ **아세틸시스테인(NAC)도 참조 p.170**

- 실리마린은 담즙의 분비를 촉진시키므로 담즙 내 콜레스테롤을 희석시켜 담석을 방지해 주고 기름진 음식을 소화하는 데도 사용된다. 간에서 담즙이 분비되면 간의 독소도 함께 씻겨 나와 대변으로 배출되므로 간을 청소해 주는 작용을 한다.

- 염증물질인 류코트리엔(leukotriene)의 생산을 억제하여 간경화와 간섬유화를 완화시켜 주며, 핵산 RNA 생산을 촉진시켜 간세포를 재생한다.

- 독버섯 중독에도 강한 해독작용을 발휘하며, 처방약을 장기 복용하는 사람의 (약품으로 인한) 독소도 제거해 준다. 용접이나 세탁소 등에서 화학물질, 독

◆ **관련 질병** ◆

- 간염
- 건선
- 담석증
- 전립선비대증
- 전립선암
- 집중부족증(ADD)
- 칸디다증

28 **실리마린**이 위 질병에 전체적으로 도움을 주지만, 각 질병의 세부적인 자연의학 치료법은 〈1권〉의 해당 질병을 보시기 바랍니다.(저자 주)

소를 취급하는 사람, 항암 치료와 방사선 치료를 받는 사람, 담배를 피우는 사람, 약물에 중독된 사람에게도 강력한 해독작용을 한다.

- 실리마린(silymarin)은 타이레놀(Tylenol) 같은 해열진통제의 독소인 아세타미노펜(acetaminophen)에 의한 신장 손상을 방지해 주고, 신장세포를 재생시켜 주는 작용을 한다.
- 전립선 수치(PSA)를 낮춰 주며 전립선암의 증식을 억제한다.

☞ 1권 전립선비대증 p.418

연구 결과

- 최소한 5년 이상 신경안정제를 장기 복용하여 간 손상 수치인 AST, ALT■가 정상 수치의 2배 이상 증가한 여성 60명을 대상으로 실시한 연구에서, 실리마린을 하루 800mg씩 복용시켰더니 간 수치가 7.8% 감소했고, 신경안정제를 중단한 그룹에서는 더 크게 줄어들었다.
- 105명의 간경화 환자를 대상으로 한 실험에서 실리마린을 복용한 환자는 그러지 않은 환자보다 생존기간이 2배가량 길었다. 이로써 간에 좋은 작용을 한다는 것이 입증된 셈이다. 그러나 알코올 중독자의 간경화에는 150mg씩 하루 3번 2년간 복용해도 효과가 없었다.
- 20명의 만성 활동성 간염 환자에게 240mg씩 하루 2번, 1주일간 복용

■ 간 손상을 반영하는 수치로 간세포가 파괴되면서 생기는 효소를 측정한 수치. 간염 진단에 주로 쓰이며 SGPT, SGOT라고도 한다.

하게 했더니 간 손상 수치인 AST, ALT, GGT, 빌리루빈(bilirubin)의 통계적 수치가 눈에 띄게 감소하였다. 그러나 여기에서도 알코올 중독으로 인한 간염에는 효과가 없는 것으로 나타났다.

• 사망률이 최고 40~50%까지 이르는 독버섯에 심하게 중독된 60명의 환자에게 실리마린 성분인 실리빈(silybin)을 정맥주사했더니 한 명도 사망하지 않았다. 실리마린의 이러한 작용은 간세포를 재생시키는 성분에 의한 것으로 연구되었다.

복용 방법

하루 1~3번 250~300mg씩 식간공복에 복용한다.

✖ 이미 큰 담석이 있는 사람은 담즙이 흘러나오다 담도를 막히게 할 수도 있으므로, 반드시 의사와 상의하여 복용해야 한다.

29

쌤이

SAMe(S-Adenosyl methionine)

쌤이는 유럽에서 처방약으로 구분되어 우울증, 간장 질환, 퇴행성 관절염, 섬유 근육통 치료에 쓰인다. 이탈리아에서는 우울증 치료에 처방약인 프로작(Prozac) 보다 쌤이가 더 많이 쓰인다고 한다. 미국에서는 건강제품으로 구분되어 처방 전 없이도 구할 수 있다.

간경화에 걸린 사람은 쌤이(SAMe)가 거의 없어 간의 해독기능에 문제가 생긴다. 쌤이는 간에서 생산되고 간에 가장 많이 집결해 있으면서 간의 독소 배출 등에 작용한다. 항산화제 글루타티온(glutathione)의 수치를 증가시켜 간 기능을 좋게 하고, 담즙울체(간세포에서 만들어진 담즙이 담도나 담낭이 막혀 내려가지 못하고 정체되는 것)의 기능을 회복시켜 준다. 그리고 여성호르몬(estrogen) 분해 대사와 담즙 생산에도 관여하며 처방약이나 알코올, 화공약품의 독소를 제거하고 방지해 주는 역할도 한다.

효과

• 쌤이는 관절연골의 수분 감소를 방지하여 관절을 윤활하게 해 주며, 연골의 퇴화와 손상을 방지한다. 뿐만 아니라 글루코사민(glucosamine)처럼 연골의 생성을 증가시킨다.

- 쌤이가 결핍될 경우 관절연골의 말랑말랑한 탄력이 저하되어 관절의 충격을 완충시키는 기능이 떨어진다.
- 많은 연구에 의하면 우울증을 앓고 있는 사람은 쌤이 수치가 크게 낮다. 따라서 우울증 개선에 쌤이가 효과적인 것은 당연하다. 쌤이는 다른 항우울제 처방약처럼 불면증, 불안 초조, 매스꺼림, 성 기능 장애 같은 부작용이 거의 없다.

연구 결과/사례

- 쌤이는 퇴행성 관절염에 효과가 좋다. 2만 1,524명을 대상으로 한 연구에서 쌤이는 연골의 합성을 증가시키고 통증을 감소시키는 작용이 항염진통제와 비슷했다. 쌤이를 애드빌(Advil) 같은 항염진통제와 비교 연구한 결과에서도 쌤이가 항염진통제만큼 관절염에 효과가 있었다.

  ▶ 항염진통제는 통증만 가라앉힐 뿐, 연골을 더 상하게 한다. 더욱이 위궤양, 간장 손상, 신장 손상 같은 부작용이 있다.

- 아직 초기 연구단계지만 쌤이는 알츠하이머, 치매, 파킨슨씨병에도 효과가 있는 것으로 나타나고 있다.

◆ 관련 질병 ◆

- 간장 질환
- 관절염(퇴행성 관절염)
- 섬유근육통
- 우울증

29 **쌤이**가 위 질병에 전체적으로 도움을 주지만, 각 질병의 세부적인 자연의학 치료법은 〈1권〉의 해당 질병을 보시기 바랍니다.(저자 주)

🧰 무릎에 관절염이 심해서 많이 붓고 제대로 걷지 못하던 남자 환자가 쌤이(SAMe)를 복용한 지 3개월 후 통증이 크게 가라앉고 붓기가 눈에 띄게 빠져 무릎을 70% 이상 움직이게 되었다.

복용 방법/주의 사항

쌤이는 식사 1시간 전이나, 식사하고 2~3시간이 지난 공복에 복용해야 한다. 약효는 대개 2주가 지나면서 나타나기 시작하는데, 이때부터는 용량을 반으로 줄여도 된다.

- 우울증에는 하루 400mg씩 2주가량 복용해 보고, 효과가 없으면 하루 800mg으로 늘려 2~4주 더 복용하면서 적절한 용량을 찾으면 된다. 하루 1,600mg씩 복용해야 효과를 보는 사람도 있다.
- 쌤이는 간의 퇴화를 억제하고 간염, 간경화 치료에도 효과적이다. 간경화에는 하루 800~1,600mg, 일반적인 간 해독일 경우라면 이보다 적은 하루 200~400mg이 적당하다.
- 퇴행성 관절염에는 400mg씩 하루 3번 복용하면 도움이 된다.
- 쌤이를 생성해 주는 비타민 B_{12}, 엽산(folate)과 함께 복용하면 더욱 효과적이다. ☞비타민 B_{12} p.99 ☞엽산 p.191
- 하루 1,600mg을 장기간 복용해도 큰 부작용이 보고되지 않았다. 만약 부작용이 나타난다 해도 경미한 소화기 장애다. 배가 아프거나 약간의 매슥거림, 복부팽만, 설사, 불안 초조, 불면증 등이 나타날 수 있

으나, 시간이 지나거나 양을 줄이거나 복용을 중단하면 저절로 없어진다.

✖ 쌤이는 많이 먹어도 독성이 없다. 하지만 임신부는 의사와 상의하여 복용해야 하고, 수유모는 복용하지 않는 게 안전하다.

30 아르지닌

L-Arginine

> 아르지닌은 전신의 혈액순환을 순조롭게 하여 심장병이나 협심증 등에 도움을
> 주고, 면역력을 높여 준다. 또한 발기부전과 정자부족증을 개선하는 데도 효과
> 가 있는 것으로 나타났다.

아르지닌(l-arginine)은 독소인 암모니아를 요산으로 바꿔 소변으로 배출
시켜 주는 아미노산이다. 대량으로 복용하면 성장호르몬과 유즙분비호
르몬인 프로락틴(prolactin)의 분비를 늘려 주고, 췌장에서 혈당이 되는 글
리코겐(glycogen)의 분비를 증가시켜 혈당과 인슐린 분비를 올려 줌으로써
에너지를 높인다.

효과

• 아르지닌은 나쁜 콜레스테롤이 산화하는 것을 방지하여 죽상동맥경화
  를 방지해 주는 항산화작용이 있으며 면역을 증강시킨다.
• 혈관을 확장시키고 혈액이 엉겨 붙는 것을 억제하여 전신의 혈액순환
  을 원활히 해 준다. 이로써 심장마비, 협심증, 고혈압, 동맥경화, 혈액
  순환 장애로 인한 종아리 통증과 편두통에도 효과적이다.

- 발기부전 치료제 비아그라(Viagra)처럼 산화질소(nitric oxide; NO)의 생산을 증가시켜 음경의 혈관을 확장함으로써 발기를 강하게 한다.
- 백혈구인 내추럴킬러세포(natural killer cell; NK)의 양과 활동을 증강시켜 암세포를 잡아내고 화상이나 상처의 염증을 빨리 낫게 해 준다. 또 콜라겐을 합성하여 피부탄력을 유지해 준다.
- 신장병과 만성 간질성방광염에도 효과가 있다.

연구 결과

- 협심증 환자 22명에게 아르지닌 1g씩을 하루 2번 복용시켰더니 현저하게 운동능력이 향상되었고, 다른 연구에서는 협심증 발작이 70% 감소했다.
- 당뇨 환자의 지질과산화작용이 현저하게 감소하여 당뇨 환자의 죽상동맥경화 방지와 혈액순환에도 효과적인 것으로 나타났다.
- 당뇨병에 걸린 동물의 신장 기능을 좋게 하고 신부전증을 개선했으며, 신장이식 수술을 받은 환자의 신장 기능을 좋게 하였다.
- 면역을 여러모로 증강시켜 흉선과 T림프세포를 증가시켰다. 또한 발암물질의 암을 유발하는 확률을

◆ **관련 질병** ◆

- 고혈압
- 동맥경화
- 만성 간질성방광염
- 불임증(발기부전)
- 신장병
- 심장병
- 암
- 혈액순환 장애로 인한 통증, 편두통
- 협심증

30 **아르지닌**이 위 질병에 전체적으로 도움을 주지만, 각 질병의 세부적인 자연의학 치료법은 〈1권〉의 해당 질병을 보시기 바랍니다.(저자 주)

감소시키고 암의 크기를 축소시켰으며, 암의 전이를 현저하게 억제하는 것으로 나타났다.

- 인간 면역실험 지원자들에게 아르지닌(l-arginine)을 하루 30g씩 3일간 복용하게 했더니, 면역세포인 내추럴킬러세포(natural killer cell; NK)와 림포카인활성킬러세포(lymphokine activated killer; LAK)의 활동이 NK는 91%, LAK는 58% 증가하여 면역 저하, 암, 에이즈 치료에도 효과적일 것으로 나타났다.

- 178명의 정자부족증 환자에게 하루 4g씩 아르지닌을 복용하게 한 결과, 2달 후 111명이 정자 숫자와 운동력이 증가하여 28명이 임신에 성공하였다. 178명 중 93명은 극심한 정자부족증 환자였다.

- 29명의 발기부전 환자에게 하루 5g의 아르지닌을 6주간 복용하게 했더니 9명의 발기능력이 크게 향상되었다. 이 9명은 산화질소(nitric ox-ide: NO) 수치가 낮은 환자들이었는데, 실험이 끝난 시점에는 산화질소 수치가 2배로 증가하였다.

- 혈관을 확장하여 편두통의 통증을 크게 감소시키고, 간을 보호해 주는 작용이 있는 것으로 나타났다.

복용 방법/주의 사항

일반적인 용량은 하루 3.5~5g이다. 심장병, 협심증에는 하루 8~21g, 정자를 늘리기 위한 처방에는 10~20g, 발기부전에는 5g, 만성 간질성 방광염에는 1.5~2.4g씩 복용한다.

✖ 일반적으로 하루 15g까지는 별 부작용이 없으나, 간혹 15~30g으로 늘리면 매슥거림, 복통, 설사를 하는 경우가 있다.

✖ 임신부와 수유모는 복용을 금한다.

✖ 아미노산이므로 신부전증이나 간기능부전증 환자는 의사와 상의하여 복용해야 한다.

✖ 아르지닌을 복용하여 허피스가 재발할 가능성은 없지만, 허피스에 잘 걸리는 사람은 라이신(l-lysine)과 같이 복용하는 것이 좋다.

▶ 아르지닌과 라이신의 비율이 깨지면 허피스에 잘 걸리기 때문이다.

아르지닌, 라이신이 많은 음식 ☞ 1권 허피스 p.493

아마씨

Flaxseed

아마씨는 오메가-3오일과 각종 비타민, 미네랄 등이 풍부하여 심장병, 암, 폐경기 증상 등 여러 질병에 쓰인다. 'flax'는 라틴어로 '쓸모가 많은'이라는 뜻으로, 이름에 걸맞게 저렴한 가격에 일석십조의 효과를 누릴 수 있는 자연의 선물이다.

아마씨(flaxseed)의 리그난(lignan)은 아마씨, 곡식, 콩 종류, 과일, 야채 등에 들어 있는 식물성 여성호르몬으로서 아마씨에 가장 많이 들어 있다. 아마씨는 오메가-3오일을 비롯하여 비타민 A, B, D, E, 카로틴, 미네랄, 아미노산 등의 영양소가 풍부하여 심장병, 암, 폐경기 증상, 전립선 비대증, 관절염 등 여러 가지 질병에 유용하게 쓰인다.

효과

• 아마씨의 리그난은 대장에 들어가자마자 소장균, 대장균에 의해 엔테로디올(enterodiol; END)과 엔테로락톤(enterolactone; ENL)으로 전환된다. END, ENL은 혈소판의 응고를 막아 혈전이 생기는 것을 방지함으로써 혈액순환을 좋게 하여 심장병, 심장마비, 중풍에 걸릴 확률을 낮춰준다.

● 장에 소장균, 대장균이 많아야 리그난이 더욱 효과를 발휘한다. 평소 소장균, 대장균을 충분히 보충해 주는 것이 얼마나 중요한지를 여기에서도 알 수 있다.

☞ 소장균, 대장균 p.134

☞ 1권 소장균, 대장균 부족증 p.274

- 리그난은 에토포사이드(Etoposide) 등 몇 가지 항암약의 기초 성분으로 사용되면서 주목받기 시작했는데, 항산화작용을 하고 혈당과 콜레스테롤을 내린다. 또 여성호르몬작용을 하고 항암작용, 심혈관계와 신장 보호작용이 있다. 리그난의 주성분인 SDG(secoisolariciresinol diglucoside)는 여성호르몬(에스트로겐)작용을 하고, 에스트로겐 수용체를 차단하는 성분과 구조가 거의 비슷하여 전립선암과 유방암 발생률을 감소시키는 것으로 관찰되었다.

- 리그난의 SDG, END, ENL은 활성산소를 청소하는 작용으로 지질의 과산화작용과 DNA의 산화 손상을 방지해 주는 항산화작용을 한다.

- 리그난의 SDG, END, ENL은 암을 유발시키는 여성호르몬(에스트로겐)의 작용을 차단하고, 에스트로겐이 에스트로겐 수용체와 결합하는 것을 차단하여 여성호르몬을 감소시킨다. 이로써 여성호르몬 우

◆ 관련 질병 ◆

- 관절염(퇴행성 관절염)
- 불임증
- 변비
- 비만
- 소장균, 대장균 부족증
- 아토피성 피부염
- 암
- 음식 알레르기
- 월경 과다
- 월경전증후군(PMS)
- 유방섬유종
- 자궁경부이형증
- 전립선비대증
- 전립선암
- 치질, 칸디다증
- 폐경기 증상
- 협심증

31 아마씨가 위 질병에 전체적으로 도움을 주지만, 각 질병의 세부적인 자연의학 치료법은 〈1권〉의 해당 질병을 보시기 바랍니다.(저자주)

세로 인한 증상들을 완화시키는 한편, 여성호르몬이 부족할 때는 여성호르몬을 보충해 주기도 한다. 이러한 작용으로 인해 유방섬유종, 유방암, 자궁근종, 자궁내막증, 자궁암, 난소물혹, 난소암, 자궁경부이형증, 자궁경부암, 전립선비대, 전립선암 등을 예방, 치료하는 데 도움을 준다. ▪

- 리그난(lignan)은 남성호르몬 테스토스테론(testosterone)을 디하이드로테스토스테론(dihydrotestosterone; DHT)으로 전환시키는 5알파리덕테이즈(5-alpha-reductase)라는 효소의 작용을 감소시켜 전립선이 비대해지는 것을 방지한다. ☞1권 전립선비대증 p.418

남성은 나이가 들수록 남성호르몬이 감소하고 여성호르몬이 증가하여 전립선이 커지게 된다. 아마씨(flaxseed)의 리그난은 남성호르몬을 여성호르몬으로 전환시키는 아로마테이스(aromatase)라는 효소의 작용을 차단하여 남성호르몬이 여성호르몬으로 전환되는 것을 방지함으로써 전립선 비대를 감소시킨다. 또 남성호르몬이 여성호르몬으로 전환되는 것을 막아 남성호르몬이 최고 10%까지 증가할 수 있다. 이러한 남성호르몬 증가는 남성을 더욱 건강하게 해 주고 성 기능을 향상시키기도 한다.

▪ 식물성 여성호르몬은 여성호르몬과 구조가 거의 같아 유방과 자궁에 분포되어 있는 여성호르몬 수용체에 결합하여 여성호르몬의 자리를 차지한다. 이로써 여성호르몬이 수용체에 결합하지 못한 채 혈액을 순환하다 간에서 분해되어 대변으로 배출된다(식물성 여성호르몬은 강도가 2%밖에 안 될 정도로 약하다). 이로써 여성호르몬이 감소하여 유방과 자궁을 증식시키는 작용이 줄어듦으로써 여성호르몬 우세로 인한 여러 가지 질병을 방지할 수 있다.

- 리그난은 여성호르몬이 전립선에 붙는 것을 방해하여 전립선 비대, 전립선암 예방과 치료에 쓰인다. 또 아마씨의 섬유질은 장에서 여성호르몬을 흡수, 대변으로 배출시켜 여성호르몬이 재흡수되는 것을 방지하므로 과잉 여성호르몬으로 인한 여러 질환을 예방하는 데 도움을 준다.

- 남성의 경우, 전립선액에서 리그난이 발견되면서부터 리그난의 효능이 각광을 받기 시작했다. 리그난을 많이 섭취할수록 소변과 혈액, 전립선액에 리그난이 증가하여 전립선이 더욱 보호를 받는 것으로 알려져 있다.

- 아마씨의 리그난은 면역 증강과 항염작용이 있어 관절염을 가라앉히고 관절을 윤활하게 하여 류머티즘 관절염에도 도움이 된다.

  > 연구에 의하면 항염작용은 생선에서 짜낸 오메가-3오일에 함유된 EPA가 더 효과가 좋은 것으로 나타났다. 오메가-3오일 p.196

- 최근 양계업계에서는 닭에게 아마씨를 먹여 달걀의 오메가-3오일 함량을 보통 달걀보다 8~10배 높인 달걀을 생산하고 있다. 이것은 콜레스테롤을 낮추고 혈전이 생기는 것을 방지하며 혈압을 내리게 하는 작용이 있다.

- 아마씨에는 비용해성 섬유질이 많아 장의 독소를 흡수해 대변으로 배출시키며 변비를 없애 준다. 또 장점막을 보호해 주는 점액성분이 있어 장벽을 고치고 장내 좋은 균들을 증식시킨다. 따라서 섬유질 부족이 원인인 변비, 과민성대장염(IBS), 크론스(Crohn's)장염, 궤양성대장염, 대장암 등의 치료에 비중 있게 쓰인다. 또한 용해성섬유질도 다량 들

어 있어 콜레스테롤과 혈당을 낮춰 준다.

- 비만에도 효과가 있다. 식사 직전 아마씨를 물에 타 먹으면 섬유질이 물을 흡수하여 죽처럼 되므로 포만감을 주어 식사량을 줄일 수 있다.
- 아마씨(flaxseed)가 섬유질이 많아 변비에 좋다고는 하지만, 변 색깔이 녹색이나 검은색 계통이라든지, 변이 찐득거리거나 가늘거나 냄새가 난다면 섬유질만으로는 변비를 근본적으로 치료할 수 없다. 이럴 때 는 대장청소로 대장의 나쁜 균들을 몰아낸 다음, 좋은 균인 소장균, 대장균을 섭취하여 대장 상태를 근본적으로 바꿔 놓아야 한다.

자세한 변비 치료법은 ☞1권 소장균, 대장균 부족증 p.274 ☞1권 칸디다증 p.455

연구 결과

- 아마씨는 콜레스테롤로 인한 죽상동맥경화를 69%나 감소시킨다. 이 것은 아마씨의 리그난(lignan)이 콜레스테롤과 혈압을 낮추고 혈소판이 응집하는 것을 억제하며, 항산화작용을 하기 때문인 것으로 연구되었 다. 혈소판이 응집하면 혈액이 응고되어 혈전이 생기고 혈액순환이 잘 안 되어 심장마비, 중풍에 걸리기 쉽다.
- 2003년 맥카티(McCarty)의 연구에 의하면, 아마씨의 리그난 성분은 노 화를 지연시키는 데 도움을 준다. 또 1999년 캐나다에서 진행된 연구 에서도 리그난은 강한 항산화작용을 하여 노화를 지연시키는 것으로 나타났다.
- 2005년 하버드대 연구와 2002년 발표된 논문에 따르면, 리그난은 공

복 시 인슐린 분비를 감소시키고 인슐린 저항을 개선하여 혈당을 내린다. 또 콜레스테롤을 감소시켜 체중 조절에도 도움을 주었다. 중국에서 진행된 연구에서도 전체 콜레스테롤과 나쁜 콜레스테롤(LDL)을 감소시켰다.

- 55명의 고(高)콜레스테롤 환자에게 하루 300~600mg의 리그난을 복용시켰더니 나쁜 콜레스테롤(LDL)과 공복혈당치가 크게 감소하였다.

- 동물실험과 인체실험에서 아마씨는 전립선암의 성장을 지연시켰다. 다른 연구에서는 87명의 전립선비대증 환자에게 하루 300~600mg의 리그난을 4개월간 복용시켰더니 87명 모두 증상이 개선되었다. 중국에서 진행된 연구에서는 전립선비대증 환자의 소변 증상을 크게 감소시켰다.

- 동물실험에서 리그난은 지방을 생성하는 유전자를 조절하여 비만을 줄여 주었다. 이로써 비만으로 인한 고혈압, 동맥경화, 당뇨의 발병률을 감소시킬 수 있을 것으로 보인다.

- 동물실험에서 아마씨는 암 치료에 가능성을 나타냈다. 리그난이 여성호르몬의 암을 일으키는 작용을 차단하고, 특히 유방암 암세포의 접착성과 전이를 감소시켜 유방암 치료에 가능성을 보여 주었다.

- 리그난에서 전환된 엔테로디올(enterodiol; END)과 엔테로락톤(enterolactone; ENL)은 유방암세포 ZR-75-1의 증식을 억제하였으며, 여성호르몬(에스트로겐)에 의해 대장암세포가 많아지는 것도 막았다.

- 홍반성낭창(lupus; SLE)의 가장 큰 부작용은 신장염으로 사망하는 것이다. 그런데 리그난(lignan)은 홍반성낭창에 걸린 쥐가 신장 손상으로 인

해 단백뇨가 시작되는 것을 눈에 띄게 연장시켰다. 이러한 작용은 리그난이 혈소판 응집을 억제하여 신장 손상이 감소되었기 때문으로 분석되었다.

- 아마씨(flaxseed)는 생쥐의 피부암 전이를 억제하였으며, 폐로 전이되는 것도 크게 막았다. 다른 동물실험에서는 유방암과 대장암도 억제한 것으로 나타났다.

- 1997년 핀란드에서 진행된 한 연구에 의하면, 아마씨의 리그난은 약하지만 식물성 여성호르몬이 함유되어 있어 폐경기 여성의 화끈거림(hot flash)과 질건조증을 감소시킨다.

- 최근 연구에 의하면 아마씨는 대두콩(soy)의 이소플라본(isoflavone)보다 폐경기 증상에 더 효과적이다.

- 여러 가지 연구에 의하면 리그난에서 전환된 엔테로락톤(enterolactone; ENL)은 골밀도의 손실을 방지한다.

브라운(갈색)아마씨와 골드아마씨

아마씨에 대해 잘못 알려진 정보 중 하나가 '골드아마씨가 더 효과적'이라는 소문이다. 캐나다 농작물협회의 실험에 의하면, 갈색아마씨가 골드아마씨보다 오메가-3오일이 8% 더 많은 것으로 나타났다.

복용 방법/주의 사항

• 아마씨 파우더의 용량은 하루에 1~2순가락 정도가 적당하다. 하지만 섬유질이 많으므로 소화기가 약한 사람은 ¼순가락으로 시작하여 점차 양을 늘려 가는 것이 좋다.

• 어린이는 하루에 1~2찻숟가락 정도가 적당하다.

• 물을 큰 컵으로 한 컵씩 같이 마셔야 섬유질이 충분히 불어난다. 야채 샐러드에 섞어 식초를 쳐서 먹어도 좋다.

✖ 담낭수술을 했거나 담낭염, 담석이 있는 사람은 오일을 소화하기 어려우므로, 처음에는 소량으로 시작하여 차차 양을 늘려 간다.

✖ 임신부는 아마씨를 복용하지 말아야 한다. 이론적으로 아마씨의 리그난이 월경을 유발할 수도 있다.

✖ 2~3세 이하의 유아는 복용하지 않는 게 좋다. ■ 또한 임신부와 수유모도 아직까지 장기 복용에 대한 안전성 연구 결과가 나오지 않았으므로 복용하지 않는 것이 안전하다.

✖ 혈액을 묽게 하므로 혈우병이 있는 사람, 혈액을 묽게 하는 와파린(Wafarin) 종류의 처방약을 복용하는 사람, 그리고 수술을 앞두고 있는 사람은 아마씨를 복용하면 안 된다. 와파린, 아스피린, 항염진통제와 같이 먹으면 코피나 멍이 잘 생길 수 있다.

■ 2세 이하 어린이는 삼키는 작용이 잘 안 되어 기도에 걸릴 수 있으므로 무슨 약이든 주의해야 한다. 또 장관직경이 작아서 섬유질이 불어나면서 뭉쳐 장관이 막힐 염려가 있으므로 먹이지 않는 것이 좋다.

✖ 항생제를 먹으면 소장균, 대장균이 죽기 때문에 리그난(lignan)을 복용해도 효과가 감소한다. 따라서 항생제를 먹을 때에는 반드시 소장균, 대장균 용량을 충분히 늘려야 한다. ☞소장균, 대장균 p.141

어느 여대생 환자가 하소연했다.

"머리가 자꾸 빠지고 손톱이 부러져요. 피부가 건조해서 각질 같은 것도 생기니 어떻게 하면 좋아요?"

이 환자는 여느 대학생들과 마찬가지로 주로 햄버거, 피자 등을 즐겨 먹고 변비도 있다고 했다. 오메가-3오일이 부족하거나 갑상선 저하, 변비가 있으면 피부가 건조해진다. 나는 오메가-3오일과 섬유질이 풍부한 아마씨 가루를 처방했다. 복용한 지 2달 후, 이 환자가 다시 찾아왔다.

"가장 먼저 좋아진 것은 사흘에 한 번 보던 변을 매일 보게 되었다는 거예요!"

피부가 좋아지기 시작하고 머리카락이 덜 빠지며, 아직 약하긴 하지만 손톱도 좋아지고 있다고 했다. 더욱이 놀라운 일은 기억력과 집중력이 높아져 공부가 잘된다는 것이었다(오메가-3오일의 DHA는 두뇌 기능을 좋게 한다). 오메가-3오일은 효과가 천천히 나타나며 좋은 효과를 보려면 여러 달이 걸리므로 꾸준히 먹는 것이 중요하다.

☞ 오메가-3오일 p.196　☞ 1권 오메가오일이 뭐기에 p.544

32

아세틸시스테인(NAC)

N-Acetyl-L-Cysteine, N-acetylcysteine

아세틸시스테인(NAC)은 항산화작용이 매우 강하고 가래를 녹이는 작용도 한다. 간세포를 보호해 주는 작용이 강력하며 세포의 사망을 방지해 주어 '현대판 불로초'라 불린다.

우리 몸은 날마다 산화(oxidation)되는데, 나이가 들수록 몸에서 생산되는 항산화제의 양이 감소하여 산화가 더욱 가속화되고 노화가 진행된다. 아세틸시스테인(NAC)은 시스테인(l-cysteine)보다 더 안정되고 흡수가 잘 되는 형태로서, 간에서 항산화제인 글루타티온▪으로 전환되어 산화된 몸을 항산화(antioxidation)함으로써 세포를 살리고 암세포의 증식을 억제한다. ▪글루타티온 p.40

효과

• 아세틸시스테인(NAC)은 세포 내에서 비타민 C와 함께 강력한 항산화

▪ 글루타티온(glutathione): 우리 몸에서 생산되는 가장 중요한 항산화제. 글루타티온은 나이가 들면서 생산이 줄어드는 데다, 대부분의 사람들이 나쁜 식생활습관 등으로 필요량보다 크게 저하되어 있다.

작용을 하므로, 염증이 억제되고 호흡기 질환 등 만성 감염 질환에 효과적이다. 간염 예방과 치료에도 중요한 역할을 한다.

- 몸속의 중금속, 수은 중독, 카드뮴, 납 성분, 흡연으로 인한 독성물질 등 독소를 해독하여 배출하는 작용이 뛰어나다. 특히 아세틸시스테인(NAC)과 비타민 C를 같이 복용하면 알코올의 독성인 아세트알데하이드(acetaldehyde)로 인한 숙취를 예방하고 해소해 준다.

- 백내장 환자에게는 수정체를 상하게 하는 과산화수소가 정상인보다 25배나 많다. 아세틸시스테인(NAC)은 안구에서 유해활성산소를 중화시키는 항산화제 글루타티온의 합성을 도와 백내장 치료에도 효력을 발휘한다.

연구 결과

- 사망률이 50~90%에 이르는 팔로이드 독버섯에 중독된 11명에게 고용량 아세틸시스테인(NAC)을 포함한 해독요법을 썼더니, 1명만 사망하고 10명은 간 이식을 하지 않고도 무사히 소생하였다. 이 같은 효과는 NAC가 글루타티온을 증가시키고 간세

◆ 관련 질병 ◆

- 간염
- 갑상선기능저하증
- 노화 방지
- 당뇨
- 백내장
- 불임
- 심장병
- 암
- 용혈성빈혈
- 자궁경부이형증
- 집중부족증
- 항산화제
- 해독

32 **아세틸시스테인**이 위 질병에 전체적으로 도움을 주지만, 각 질병의 세부적인 자연의학 치료법은 〈1권〉의 해당 질병을 보시기 바랍니다.(저자 주)

포로 산소를 공급하여 간세포의 괴사를 방지한 결과로 보인다.

- 미국 독극물해독센터의 가장 많은 임무 중 하나는 타이레놀(Tylenol) 같은 해열진통제의 아세타미노펜(acetaminophen) 과다 복용을 처리하는 일이다. 아세타미노펜 과다 복용으로 인한 급작스러운 간기능 중단에 아세틸시스테인(NAC)을 쓴 결과, 현저하게 간 기능이 개선되었다. 간에서 글루타티온(glutathione)을 합성하여 해독작용을 했기 때문이다. 여러 연구자들이 C형 간염 같은 전염성 간염에도 NAC가 효과적일 것으로 추정하고 있으나, 아직까지 입증되지는 않았다.

- 아세틸시스테인(NAC)은 점액을 묽게 하는 성질이 있어 가래를 묽게 만들어 배출되기 쉽게 해 준다. 169명의 만성 폐색성호흡기질환(COPD) 환자에게 6개월간 NAC 900mg을 병원 호흡기 치료에 추가했더니, 병원치료만 받은 환자보다 41%나 증상이 완화되었다. 또 호전된 상태를 유지하는 기간도 크게 증가했다.

- 심장병에도 효과가 있어 심근경색이 있는 동물의 심장 수축력을 증가시켰으며, 혈소판 응집을 억제하여 혈액순환을 개선하고, 콜레스테롤을 떨어뜨렸다.

- 아직 초기 단계 연구지만, 아세틸시스테인(NAC)은 면역을 올려 주어 초기 암을 억제하는 것으로 나타났다.

- 아세틸시스테인(NAC)이 세포의 사망을 억제한다는 증거가 입증되었다. 특히 췌장의 인슐린을 분비하는 베타세포와 대뇌를 비롯한 신경세포의 사망을 방지해 주는 것으로 나타났다. 이러한 작용은 NAC가 글루타티온을 증가시켜 지질의 과산화와 단백질 산화로부터 세포벽을

보호해 주는 항산화작용이 강하기 때문인 것으로 밝혀졌다.

• 동물실험에서 아세틸시스테인(NAC)은 췌장의 인슐린을 분비하는 베타세포의 사망을 억제하고, 혈당을 완만하게 강하시키며 인슐린 분비를 적당하게 해 주는 것으로 나타나, 당뇨에도 치료 가능성을 보여 주었다.

• 아직 공인되지는 않았지만, 아세틸시스테인(NAC)은 알레르기와 천식, 퇴행성 관절염, 류머티즘 관절염 연구에서도 효과를 보였다.

• 최근 연구에서는 아세틸시스테인(NAC)이 나이 먹은 쥐의 뇌세포 사망을 방지하고 산화로 인한 손상으로부터 보호해 주는 것으로 나타났다. 23주 동안 쥐에게 NAC를 먹인 결과, 다른 쥐보다 크게 기억력이 좋아졌으며 지질과산화가 크게 감소하였다.

• 수명에 관한 연구에서 아세틸시스테인(NAC)을 먹인 쥐와 모르모트는 현저하게 수명이 연장되었고, 다른 그룹보다 훨씬 오랫동안 독성에서 생존할 수 있었다. 또 다른 연구에서는 NAC를 먹이지 않은 동물 중 90%가 아세트알데하이드(acetaldehyde) 독성으로 죽었지만, NAC와 비타민 C, B를 먹인 동물은 모두 생존하였다. 이러한 결과는 NAC가 글루타티온을 생성시켜 강한 항산화작용을 했기 때문이며, 나아가 DNA 손상을 복구시킨 것으로 추정된다.

🧰 이러한 연구 결과들을 볼 때, 인간도 글루타티온을 많이 생성할 수 있다면 노화를 지연시키고 수명을 연장할 수 있을 것으로 보인다. 이것이 아세틸시스테인(NAC)을 '현대판 불로초'로 부르는 이유이기도 하다.

복용 방법/주의 사항

일반적인 용량은 하루 900mg씩 2번 복용하면 된다. 아직까지 아세틸시스테인(NAC)의 부작용이 보고된 일은 없다.

• 신석을 예방하는 차원에서 평소 하루에 물을 5~7컵 정도 마시는 것이 좋다.

✖ 간염, 간경화, 간암 같은 만성 간 질환이 있는 사람은 시스테인(cysteine)을 대사하여 제거하는 능력(clearance)이 감소하므로 과용하지 말아야 한다. 또 이러한 질병이 심할 때는 간에서 아세틸시스테인(NAC)을 글루타티온(glutathione)으로 전환시키지 못하므로, 글루타티온을 직접 복용하는 것이 좋다. ☞ 글루타티온 p.42

✖ 매우 드문 경우지만, 시스틴 신석증이 생길 수 있으므로 신석이 잘 생기는 사람, 특히 시스틴 신석이 생기는 사람은 복용하지 않는 것이 안전하다. ☞ 1권 시스틴 신석증 p.299

✖ 임신부와 수유모는 복용을 금한다.

plus+

아세틸시스테인(NAC)은 항산화작용으로 세포를 건강하게 하고 노화를 지연시키는 21세기 불로초 중 하나이다. 1권 21세기 자연의학 불로초 p.84

33 아세틸카르니틴

Acetyl-L-Carnitine

아세틸카르니틴은 심장 기능을 향상시켜 심근경색, 부정맥, 협심증 등의 심장병에 쓰인다. 항산화작용으로 세포의 자연사망을 방지하여 노화를 지연시키므로 '21세기 불로초'라 불린다.

아세틸카르니틴(acetyl-l-carnitine)은 심장근육세포가 에너지를 생산하게 해 주고 심장 기능을 향상시켜 주므로 심근경색, 부정맥, 협심증, 울혈성심부전 등의 심장병 치료에 빠지지 않고 쓰인다. 또한 신경 기능과 정자의 운동성을 향상시킨다. 그리고 항산화작용을 하여 세포를 보호하고 세포의 자연사망을 방지하여 노화를 지연시키므로 '현대의 불로초'라 불릴 만하다.

효과

- 아세틸카르니틴은 세포 내 사립체로 영양소가 들어가게 하여 에너지를 생산해 주며, 신경전달물질인 아세틸콜린(acetylcholine)을 생산하여 신경 기능을 향상시킨다. ▪
- 세포막을 건강하게 하고 뇌세포 안에서 강력한 항산화제 역할을 한

다. 세포전달물질 작용을 하여 초기 알츠하이머 증상을 개선할 뿐만 아니라, 알츠하이머의 진전을 지연시키는 데 효과적인 것으로 나타났다.

연구 결과

- 나이가 들면 심장근육의 에너지 생산기능이 감소하는데, 늙은 쥐에게 아세틸카르니틴을 먹였더니 심장 기능이 향상되었다.
- 아세틸카르니틴을 초기·중기 알츠하이머 환자 30명에게 복용하게 했더니 큰 효과가 있었다. 또 다른 연구에서는 130명의 알츠하이머 환자에게 1년간 아세틸카르니틴을 복용시킨 결과, 뇌 기능의 퇴화가 지연되었고 나이가 적은 환자에게 더 효과적이었다. 이러한 작용은 아세틸카르니틴이 뇌세포의 자연사망을 방지하기 때문으로 추정된다.
- 아세틸카르니틴은 지적장애의 하나인 다운증후군(Down's syndrome)의 시각기억력과 집중력을 크게 향상시켰고, 나이로 인한 자연적인 기억력 감퇴도 지

■ 뇌에 아세틸콜린이 부족하면 알츠하이머에 걸리는 것으로 추정되고 있다.

◆ 관련 질병 ◆

- 기억력 감퇴, 뇌 손상
- 노화 방지
- 불임증(남성)
- 알츠하이머, 치매
- 중풍
- 협심증(심장 기능)

33 **아세틸카르니틴**이 위 질병에 전체적으로 도움을 주지만, 각 질병의 세부적인 자연의학 치료법은 〈1권〉의 해당 질병을 보시기 바랍니다.(저자 주)

연시켰다.
- 중풍 후 환자의 뇌신경을 보호하고 뇌의 혈액순환을 증가시켜 뇌신경 회복에 도움을 주었다. 또 당뇨 환자의 말초신경 기능도 향상시키는 것으로 나타났다.
- 늙은 쥐를 대상으로 한 실험에서 노화 방지 작용이 있는 것으로 밝혀졌다. 에너지를 생산하는 세포의 사립체 기능과 보행능력이 현저하게 향상되었고, 간세포와 심장 기능도 눈에 띄게 회복되었다. 이러한 작용이 인간의 노화 방지에 큰 도움을 줄 것으로 추정된다.
- 정자부족, 정자무력증을 함께 보인 남자 20명에게 하루 4,000mg의 아세틸카르니틴(acetyl-l-carnitine)을 복용하게 한 결과, 정자의 운동성이 크게 향상되어 부인들이 임신에 성공하였다.

복용 방법/주의 사항

일반적인 용량은 하루 500~1,500mg이고, 중풍으로 인한 뇌 손상 회복에는 1,500~3,000mg, 알츠하이머에는 하루 2,000~3,000mg이 적당하다.

✖ 몸에서 에너지를 생산하므로 오후 4시 이후에 복용하면 잠이 안 올 수 있다.
✖ 임신부와 수유모, 간질이 있는 환자는 복용을 금한다.

plus+

아세틸카르니틴 역시 대표적인 항산화물질 중 하나로 '현대판 불로초'로 꼽힌다. 1권 21세기 자연의학 불로초 p.84

34 아연
Zinc

아연은 면역기능 향상에 매우 중요한 역할을 하며, 바이러스 억제작용과 항산화작용, 콜라겐과 DNA 합성, 골밀도 증가에 필수적인 미네랄이다. 아연이 부족하면 아토피성 피부염을 악화시킬 뿐만 아니라 여드름, 건선, 류머티즘 관절염, 대장염도 악화된다.

아연(zinc)은 면역이 약한 개발도상국 어린이들의 폐렴 발생률을 41%나 떨어뜨리고 병균으로 인한 설사를 25%나 감소시켰다. 이는 아연이 면역을 올려 주었기 때문이다. 노인들 역시 아연이 부족하기 쉬워 면역이 약해지고, 감염으로 인한 질병으로 사망하는 비율이 높다.

효과/부족 증상

• 아연이 부족하면 콜라겐과 DNA 합성이 원활하지 않아 성장발육이 부진하고, 피부병이 생긴다. 또 상처가 잘 아물지 않고 피부가 거칠어지며 손톱, 발톱이 약해지고 손톱에 흰 점이 생기기도 한다. 아연은 피부병과 피부 상처를 빨리 아물게 해 준다.

• 아연은 오메가-6오일을 감마리놀렌산(gamma-linolenic acid; GLA)으로 전환하는 데 필요하고, 감마리놀렌산(GLA)은 염증을 억제하는 호르몬

(PGE1)을 생성하는 데 필요하다. 이때 아연이 부족하면 염증을 일으켜 아토피성 피부염 등을 악화시킨다.

- 아연은 남성호르몬 테스토스테론(testosterone)이 전립선을 증식시키는 디하이드로테스토스테론(dihy-drotestosterone; DHT)으로 전환되는 것을 감소시켜 전립선비대증에도 매우 효과가 있으며, 이러한 작용이 여드름을 감소시킨다. 아직 초보적인 연구 결과지만 전립선암을 방지하는 효과도 있는 것으로 나타났다.

  ▶ 아연과 함께 오메가-3오일, 달맞이꽃종자유(evening primrose oil)를 복용하고, 티트리오일(tea tree oil)을 바르면 여드름 치료에 훨씬 효과적이다.

- 아연이 부족하면 감기나 허피스에 잘 걸리고, 남자의 경우 남성호르몬(testosterone) 대사가 순조롭지 않아 대머리가 된다. 또 전립선이 비대해지며 정자 수가 감소한다.

- 아연이 결핍되면 냄새나 맛을 느끼는 감각이 퇴화하여 식욕이 감퇴하고 설사를 할 수 있으며 쉽게 피로를 느끼게 된다. 또 비듬이 잘 생기고 머리가 많이 빠지며, 망막에 황반퇴화증(macular degeneration)이 생길 수 있다.

◆ 관련 질병 ◆

- 갑상선기능저하증
- 건선
- 골다공증
- 과민성대장증후군
- 관절염(퇴행성 관절염)
- 당뇨병
- 류머티즘 관절염
- 망막 보호
- 불임증(정자 생성)
- 성장발육
- 아토피성 피부염
- 암
- 여드름
- 월경전증후군(PMS)
- 위·십이지장궤양
- 위염
- 유방섬유종

☞ p.183

34 아연이 위 질병에 전체적으로 도움을 주지만, 각 질병의 세부적인 자연의학 치료법은 〈1권〉의 해당 질병을 보시기 바랍니다.(저자주)

- 아연(zinc)이 부족하면 면역기관인 흉선의 퇴화가 오고, 면역세포인 T 림프세포의 숫자와 기능이 감소한다. 또 내추럴킬러세포(natural killer cell: NK)의 기능이 감퇴하며, 거식세포의 탐식작용과 항체생산이 감소되어 면역기능이 크게 저하된다.
- 류머티즘 관절염 환자는 아연이 부족한 경우가 많으며, 아연을 보충하면 효과를 보는 경우가 있다. 아연이 T림프세포의 자가면역 반응을 억제하기 때문이다.

연구 결과

- 아연은 면역을 증강시켜 감기와 편도선을 빨리 낫게 하고, 에이즈(AIDS) 환자의 면역 증강에도 도움을 주는 것으로 나타났다. 아연이 감기에 효과가 있는 것은 감기 바이러스의 복제를 억제하거나 바이러스가 세포로 들어가는 것을 억제하기 때문으로 보인다.
- 위산의 생산과 식욕을 증가시켜 거식증에도 도움을 준다. 아연 섭취로 체중이 증가하고 중단됐던 월경이 회복된 사례가 있다.
- 아연이 부족한 남성은 정자 생산이 감소된다. 남성호르몬이 적은 남자 22명에게 매일 60mg씩 45~50일간 아연을 투여했더니, 정자 수가 8백만에서 2천만으로 대폭 증가했고 남성호르몬 수치도 증가하여, 22명 중 9명의 부인이 임신을 했다. 또 다른 연구에서는 11명의 불임 남성에게 아연을 하루 55mg씩 6~12개월 동안 복용시킨 결과, 정자 수와 활동성이 증가하여 3명의 부인이 임신에 성공하였다.

- 아연은 여드름 치료에 처방약 테트라사이클린(Tetra-cycline)만큼 효과가 있는 것으로 나타났다.

- 아연은 태아와 신생아의 정상적인 발육에도 꼭 필요하다. 아연이 부족하면 태아의 척수돌출이 생길 수 있고 조산아가 될 수 있다. 또 신생아의 면역과 백신 접종 효과가 저하된다. 연구에 의하면 모유를 먹이는 엄마에게 하루 15mg의 아연을 복용시키면 신생아의 체중이 더 증가하고 어린이 성장을 촉진하는 것으로 나타났다.

- 알츠하이머 환자의 기억력을 향상시키고 죽상동맥경화 완화에도 도움이 되는 것으로 연구되었다. 또한 세포분열을 촉진하여 상처를 빨리 아물게 해 주고 위와 장궤양의 조직 재생을 촉진하는 것으로 나타났다.

- 155명의 망막황반퇴화증 환자에게 하루 45mg의 아연을 복용시켰더니, 눈에 띄게 퇴화 속도가 떨어졌다. 다른 연구에서는 100mg씩 하루 2번 식후 복용하게 했더니 황반퇴화증의 시야 감퇴가 크게 감소하였다.

◆ 관련 질병 ◆

- 잇몸병, 치주염
- 자궁경부이형증
- 전립선비대증
- 전립선암
- 천식
- 축농증(부비강염)
- 폐경기 증상
- 허피스

34 아연이 위 질병에 전체적으로 도움을 주지만, 각 질병의 세부적인 자연의학 치료법은 〈1권〉의 해당 질병을 보시기 바랍니다.(저자주)

복용 방법/주의 사항

- 일반적인 용량은 하루 15mg으로, 질 좋은 종합비타민에는 대개 이 정도 용량이 들어 있다.

어른 용량 아토피성 피부염(습진)이 좋아질 때까지 어른(68kg 기준)은 하루 45~60mg을 먹고, 경과가 좋아지면 하루 30mg으로 줄여서 복용한다. 예를 들어 몸무게가 54kg이면 용량의 ⅘를 먹는다.

어린이 용량 어린이(35kg 기준)는 어른 용량의 ½을 먹고, 몸무게가 20kg이면 ⅓, 15kg은 ⅕, 10kg은 ⅐을 복용한다.

앞에서 언급한 것처럼 좋은 종합비타민에는 대개 15mg 정도의 아연 (zinc)이 들어 있으므로 라벨을 참고하여 용량을 가감하되, 어린이는 몸무게에 따라 이와 같은 비율로 줄여서 먹여야 한다.

- 아연은 구리(copper)와 같이 먹어야 하며, 그 비율은 10:1에서 30:1 사이가 적당하다. 구리의 하루 정량은 1~3mg으로, 3mg 이상은 먹지 않는 것이 좋다. 예를 들어 아연을 60mg으로 늘리더라도 구리는 2~2.5mg으로 제한해야 한다.

  ▷ 구리 없이 아연만 오래 먹으면 빈혈이 되기 쉬우므로 반드시 아연과 구리를 비율에 맞춰 복용해야 한다. 아연만 고용량으로 먹으면 좋은 콜레스테롤이 감소한다는 보고도 있다.

✖ 하루 30mg 정도는 대체로 특별한 부작용이 나타나지 않으나, 용량이 더 높아지면 두통, 매슥거림, 구토, 뱃속이 불편하고 입에서 금속 맛이 나는 등의 증상이 있을 수 있다.

✖ 고용량을 오래 복용하면 되레 면역이 저하되므로, 하루 50~60mg으로 줄여서 2주 이상은 복용하지 말아야 한다. 30mg씩 복용하다가 필요하면 다시 50~60mg으로 양을 늘릴 수 있다.

✖ 커피나 차와 함께 복용하면 아연의 흡수가 저해되므로, 반드시 2시간 간격을 두고 마셔야 한다. 아연이 포함된 종합비타민을 먹을 때도 마찬가지다.

✖ 임신부는 하루 권장량 15mg 이상은 먹지 말아야 한다. 수유모는 첫 6개월은 하루 19mg, 그 후 6개월은 하루 16mg 이상은 먹지 말아야 한다. ☞1권 임신과 육아에 꼭 알아야 할 자연의학 상식 p.560

35 알파리포산

Alpha-Lipoic Acid

알파리포산은 우리 몸에서 생산되는 강력한 항산화제이며 에너지를 생산하는 데 필요한 요소이다. 하지만 나이가 들수록 생산이 줄어들어 부족해진다. 알파리포산은 독일에서 당뇨 환자와 알코올 중독자의 다발성말초신경 질환과 간 질환에 처방약으로 사용되고 있다.

알파리포산(alpha-lipoic acid)은 세포의 사립체에서 에너지를 생산하는 데 꼭 필요한 요소이며, 다양한 기능으로 몸 전체에 고르게 작용하는 강력한 항산화제이다. 날마다 우리 몸에 생기는 해로운 유해산화물과 중금속 등을 체외로 배출시키며, 세포 내 항산화제인 글루타티온의 수치를 크게 증가시킨다.

효과

• 자연치료제 알파리포산은 독일에서 당뇨 환자와 알코올 중독자의 다발성말초신경 질환과 간 질환에 처방약으로 허가될 만큼 효과가 입증되어 있다.

• 알파리포산은 비타민 C, E의 작용을 증강시키고 에너지 생산을 늘린다. 산화질소(nitric oxide)의 생산에도 참여하여 혈액순환을 좋게 하고 신

186 · 내 몸 내가 고쳐 쓴다 2

경을 건강하게 해 준다. 알파리포산은 몸에서 생산되지만 나이가 들면서 생산량이 줄어들어 갈수록 부족하게 된다.

연구 결과

- 동물실험에 의하면 3개월간 알파리포산을 복용시켰더니, 신경으로 가는 혈액순환을 좋게 하여 산소 공급을 늘리고 새로운 신경을 생성했다. 이뿐만 아니라 신경전달 속도를 정상으로 되돌려 놓아 당뇨의 신경 질환 증상을 개선하는 것으로 나타났다.
- 인체실험에서도 비슷한 결과가 나왔다. 알파리포산을 하루 200mg씩 정맥주사했더니 3주 후 눈에 띄게 말초신경 통증이 감소했다.
- 또한 성인당뇨를 앓고 있는 환자 328명에게 하루 600~1,200mg씩 일주일에 5일간 3주 동안 정맥주사를 놓은 결과, 다발성말초신경 질환의 통증, 무감각 증상, 개미가 기어 다니는 듯한 감각이상, 불에 덴 것 같은 감각이상 증상이 크게 개선되었다는 보고가 있다.
- 연구에 의하면 알파리포산을 시험관 접시의 인간 간세포와 신장세포에 주입했더니, 항산화제 글루

◆ **관련 질병** ◆

- **간염**(간 질환)
- **노화 방지**
- **당뇨**
- (죽상)**동맥경화**
- **불임**
- **신경 질환**
- **심장마비**
- **암**
- **중풍**
- **해독**
- **혈액순환**

35 **알파리포산**이 위 질병에 전체적으로 도움을 주지만, 각 질병의 세부적인 자연의학 치료법은 〈1권〉의 해당 질병을 보시기 바랍니다.(저자 주)

타티온의 수치가 30~70% 증가했다. 또한 당뇨 환자 대부분이 시달리고 있는 죽상동맥경화증을 예방하는 작용이 있으며, 동맥경화를 지연시키는 것으로 나타났다.

- 최근 연구에 의하면 알파리포산(alpha-lipoic acid)을 하루 600mg씩 4달간 복용했더니, 혈당을 내리고 나쁜 콜레스테롤(LDL)의 산화를 현저하게 떨어뜨려 강력한 항산화작용을 입증해 보였다. 또 비타민 E보다 심장병 예방에 더 효과적이고 심장마비와 중풍으로 인한 조직 손상을 감소시키는 것으로 나타났다.
- 동물실험에 의하면 파킨슨씨병, 알츠하이머, 헌팅톤씨병에도 효과가 있고, 구리대사장애의 유전성 질환인 윌슨씨병에도 도움을 주는 것으로 나타났다. 그리고 카드뮴(cadmium), 헥세인(hexane: 벤진의 성분)의 독소와 독버섯 중독으로부터 간을 보호했다.
- 알파리포산이 노화를 지연시키는지에 대한 연구도 진행되었다. 나이 먹은 쥐에게 2주간 알파리포산을 복용시켰더니, 신진대사와 세포 기능의 감퇴가 현저하게 반전되어 증가했다. 또 간세포 기능이 젊은 쥐와 비슷하게 개선되는 결과를 나타내어, 인간에게도 직접적인 노화방지 작용을 할 것으로 기대되고 있다.

복용 방법/주의 사항

- 간염에는 200mcg 캡슐을 하루 2~3번 복용한다.
- 알파리포산은 혈당을 내려 주므로, 당뇨약을 복용하는 환자는 의사와

상의하여 당뇨약 용량을 줄여 갈 수 있다.

✖ 임신부와 수유모는 복용을 금한다.

36 엽산
Folate

엽산이 부족하면 혈액순환이 나빠져 심장마비, 중풍 등에 걸리기 쉽고, 우울증이나 신경성 질환이 나타나기도 한다. 임산부가 엽산이 부족하면 기형아 출산 확률이 높아지며, 나이 든 사람은 두뇌 기능과 기억력 저하가 더욱 심해진다.

사람은 나이를 먹을수록 몸에서 복제되는 DNA의 질이 점점 떨어져 노화가 진행된다. 엽산(folate)과 비타민 B12는 DNA와 게놈(genome)의 손상을 줄이는 데 매우 중요한 역할을 하는 성분이므로 '현대판 불로초'라 할 수 있다. 엽산은 DNA, RNA, 단백질을 합성하고 DNA 복제와 보수작용을 한다. 또 게놈의 기능을 향상시킨다.

효과/부족 증상

• 엽산이 부족하면 적혈구가 커지는 거대적아구성빈혈(megaloblastic)이 생긴다. 이것은 비타민 B12 부족으로 생기는 빈혈 ☞ 비타민 B12 p.99 과 거의 비슷하다. 하지만 손발이 따끔거리거나 타는 듯하고 개미가 기어 다니는 것 같거나 감각이 없어지는 등의 신경감각이상 증상은 생기지 않는다.

- 엽산이 부족하면 기운이 없고 신경질을 자주 부리게 된다. 또 두통이 있고 집중력이 떨어지며 흰머리가 생기고 맥박이 빨라지는 부정맥이 온다. 또 숨이 차고 혀가 빨갛고 얇아지면서 통증을 느끼게 된다.

- 임산부가 엽산이 부족하면 태아가 등골돌출(spina bifida)이나 무뇌증, 두개척추파열, 언챙이, 사지기형 등 심각한 장애를 가지고 태어날 수 있다. 따라서 미국 보건국에서는 임산부에게 하루 400mcg의 엽산 복용을 권하고 있다.

  > 보통 임산부용 종합비타민에는 임산부에게 필요한 성분이 종합적으로 들어 있어 따로 엽산을 복용하지 않아도 된다. 하지만 라벨에서 이러한 부분을 꼭 확인해 보기 바란다.

- 엽산이 부족하면 혈액을 엉기게 하고 죽상동맥경화를 일으키는 호모시스테인(homocysteine)이 많아져 혈액순환이 나빠지므로 심장마비, 중풍, 암, 알츠하이머병에 걸리기 쉽고, 우울증에 걸릴 수도 있다.

- 엽산이 부족하면 우울증과 신경정신 질환이 생긴다. 이것은 신경을 감싸 주는 마이엘린(mylelin)을 만들어 주는 쌤이(SAMe) ☞ p.152 의 생성 부족으로 신경전달이 제대로 되지 않기 때문으로 추정된다. 이처

◆ 관련 질병 ◆

- 건선
- 골다공증
- 기억력 감퇴
- 기형아
- 동맥경화증
- 불면증, 우울증
- 불임증, 조기유산
- 빈혈
- 신경정신 질환
- 신석, 심장병
- 알츠하이머, 치매
- 암
- 잇몸병, 치주염
- 자궁경부이형증
- 중풍

☞ p.193

36 엽산이 위 질병에 전체적으로 도움을 주지만, 각 질병의 세부적인 자연의학 치료법은 〈1권〉의 해당 질병을 보시기 바랍니다.(저자주)

럼 엽산 부족으로 오는 우울증은 처방약 항우울제로도 잘 낫지 않는다.
- 만성 알코올 중독자가 엽산부족증이 되면 심장병에 걸리기 쉽다.

연구 결과

- 최근 연구에 의하면 혈액에 엽산(folate)이 적고 호모시스테인(homocyste-ine)이 많은 여성들에게서 조기 자연유산이 일어나는 것으로 나타났다. 좀 더 연구가 진행되어 봐야 확실한 결과를 알 수 있으나, 이미 많은 의사들이 조기유산을 피하기 위해 엽산 복용을 권하고 있다.
- 엽산이 부족하면 두뇌 기능이 떨어지고 기억력이 저하되며 알츠하이머병 같은 두뇌 퇴화가 일어난다. 최근 연구에 따르면 엽산 부족이 대뇌피질의 위축과 깊은 관련이 있으며, 알츠하이머 환자는 대뇌측두엽이 작아지는 것으로 알려졌다.
- 네덜란드의 대학에서 진행된 연구에 의하면 엽산이 기억력 회복에 도움을 주는 것으로 나타났다. 50~75세 남녀에게 하루 800mcg의 엽산을 3년간 복용하게 했더니, 약 5.5년 정도 젊은 수준으로 기억력이 향상되었다.
- 엽산은 뇌암, 위암, 식도암, 유방암, 폐암, 췌장암, 자궁경부암 등 여러 가지 암을 억제해 주고, 특히 직장대장암을 방지해 주는 작용이 뛰어난 것으로 나타났다. 여성 8만 8,756명을 대상으로 한 조사에서, 하루 400mcg 이상의 엽산이 들어 있는 종합비타민을 15년 이상 복용해 온 그룹은 그렇지 않은 그룹에 비해 직장암에 걸릴 확률이 75%나 적

었다.

- 다른 연구에서는 엽산을 오래 복용해 온 만성 궤양
성대장염 환자는 직장암에 걸릴 확률이 62%나 감
소했으며, 이런 환자가 엽산을 먹지 않으면 직장암
에 걸릴 확률이 10~40배나 높아지는 것으로 나타
났다. 또한 최근 연구에서 대장의 양성 폴립 수술
후 하루 1,000mcg의 엽산을 2년간 복용하게 했더
니, 복용하지 않은 그룹보다 50%나 재발률이 감소
하였다.

- 자궁경부이형증 환자에게 엽산을 복용하게 했더니
20%, 또는 100%가 정상으로 돌아왔다는 연구 결
과들이 있다. 또한 자궁경부이형증이 아닌데도 자
궁경부 검사(팹스미어Pap smear)에서 '비정상' 판정을
받는 경우가 있는데, 대개는 엽산 결핍이 원인이었
다. 이런 경우는 피임약을 먹는 여성에게 가장 흔
하게 나타나는데, 세포 안으로 엽산이 들어가는 것
을 피임약이 방해하기 때문이다. ▪

- 담배를 심하게 피우고 기관지에 암세포 직전의 비

▪ 세포 내에 엽산이 결핍되어 혈중 엽산 수치는 정상이지만 자궁경
부세포 내에는 엽산 수치가 낮게 나타난다. 자궁경부세포 내에 엽산
이 충분하면 자궁경부이형증이 되지 않고 유두종(human papilloma) 바
이러스에도 쉽게 감염되지 않는다.

◆ **관련 질병** ◆

- 태아발육 이상
- 통풍
- 하지불안증
- 협심증

36 **엽산**이 위 질병에 전체
적으로 도움을 주지만, 각
질병의 세부적인 자연의학
치료법은 〈1권〉의 해당 질
병을 보시기 바랍니다.(저자
주)

정상세포가 있는 환자에게 매일 엽산 10mg과 비타민 B_{12} 500mcg을 4개월간 복용시켰더니, 비정상세포의 숫자가 현저하게 감소하였다.

• 우울증, 치매, 정신분열증 환자들도 엽산 결핍이 많으며, 엽산을 보충하면 효과를 보는 것으로 나타났다. 또 조울증약 리튬(Lithium)을 장기 복용하는 환자에게도 엽산이 효과적이었다.

복용 방법/주의 사항

• 엽산 중에서 'folic acid'는 인공으로 합성한 것이므로 복용하지 않는 것이 좋고 내추럴 형태의 'folate'를 복용하는 것이 좋다.

• 일반적인 용량은 하루 400mcg이며 직장암, 대장암 재발을 방지하기 위해서는 하루 800~1,000mcg, 가임기 여성과 임신부, 수유모는 하루 400~600mcg의 엽산을 권한다.

> ❯ 대개 출산 전후용 여성 비타민에는 엽산이 800~1,000mcg 들어 있다.

• 다리가 아프고 저려서 자다가 다리를 계속 움직여야 하거나, 하지불안증(restless leg syndrome)으로 깊은 잠을 이루지 못하고 자주 깨는 증상에는 하루 35~60mg의 고용량을 복용하기도 한다. 하루 10mg씩 복용하고 8일 만에 이런 증상이 없어졌다는 연구 결과도 있다.

> ❯ 고용량을 복용해야 할 때는 5mg짜리를 복용하는 것이 경제적이다.

✖ 간질약을 먹는 사람은 엽산을 대용량으로 복용하면 간질약의 효과를 방해할 수 있으므로, 반드시 의사와 상의하여 복용한다.

plus+

엽산은 통풍의 원인인 요산의 생산을 억제하여 통풍 치료에 가장 많이 쓰이는 처방약(Allopurinol)보다 효과가 좋다. 통풍에는 하루 5mg 이상 복용해야 한다.

37 오메가-3오일
Omega-3 Oil

오메가-3오일은 두뇌세포를 비롯하여 전신세포를 건강하게 하는 중요한 기능을 한다. 세포로 영양소와 산소가 잘 들어가게 도와주고 세포 내 독소를 밖으로 배출시켜 노폐물이 잘 빠지게 함으로써 세포의 기능을 원활하게 해 준다. 세포가 건강하면 당연히 몸이 건강해지고 백혈구세포도 건강해져 면역이 높아진다.

오메가-3오일에는 아마씨오일과 생선오일이 있으나, 생선에서 짜낸 오일이 EPA, DHA 1권 세포 건강 EPA, 두뇌 건강 DHA p.545 가 많아 훨씬 효과적이다. 대부분의 연구도 오메가-3 생선오일로 진행한다. 북해 청정바다의 대구, 정어리, 안초비에서 짜낸 오메가-3 생선오일이 가장 대표적이며, 중금속 함량이 낮고 신선도가 유지되어야 좋은 제품이다.

물범오일도 오메가-3오일의 하나지만, 아직까지 중금속 함량이나 신선도, 가공기술 등은 미지수이다. 더욱이 동물 애호가들의 거센 반발과 이에 동조하는 여론, 에스키모인들의 생존권이 맞물려 뜨거운 감자가 되고 있기도 하다. 1권 오메가오일을 고를 때는 p.554

■ 오메가-6와 오메가-3오일의 이상적인 비율은 4:1이지만, 대체로 20:1 정도로 먹고 있어 여러 가지 알레르기, 성인병을 야기하는 원인이 되고 있다. 더욱이 요즘은 지나치게 상업적으로 가공된 오일을 쓰기 때문에 오메가-3오일의 부족이 심각하다. 이 비율의 격차를 좁히려면 육식과 유제품을 줄이고 기름에 튀긴 음식을 피하는 한편, 호두 같은 견과류와 생선 섭취를 늘리고 오메가-3 생선오일을 충분히 보충해 줘야 한다.

효과

필수지방산의 '필수'란 몸에서 생산하지 못하므로 반드시 음식을 먹어서 섭취해야 한다는 뜻이다. 오메가-3오일과 오메가-6오일은 필수지방산이다. 이 두 가지 지방산은 이상적인 비율이 있으나, 대부분 사람들이 오메가-6(고기와 유제품에 많다)를 많이 먹고 오메가-3(생선, 아마씨, 견과류에 많다)를 적게 먹는 데서 그 비례가 깨지고 질병이 생긴다. ▪

• 오메가-6오일과 오메가-3오일은 둘 다 필수지방산이지만 오메가-6오일은 혈소판을 응고시켜 출혈을 멎게 하고, 반대로 오메가-3오일은 혈소판 응고를 억제하여 혈액순환이 잘되게 한다. 그러므로 오메가6오일이 많은 육식과 유제품을 과다하게 먹으면 혈액이 끈적거려 동맥경화가 되고 고혈압, 심장병, 중풍 등에 걸리기 쉽다. 오메가-3오일이 많은 연어, 청어, 대구, 고등어, 안초비, 정어리, 가자미 같은 생선을 많이 먹고 오메가-3오일을 보충해 주면 이러한 질병들을 예방할 수 있다.

> ▶ 식물성 기름과 감마리놀렌산(GLA)에 있는 오메가-6오일은 육식과 유제품에 들어 있는 동물성 오메가-6오일과는 달리 건강에 좋다.

◆ **관련 질병** ◆

* 건선
* 고혈압
* 과민성대장증후군 (IBS)
* 관절염 (류머티즘·퇴행성)
* 녹내장
* 당뇨
* 동맥경화증
* 두뇌 기능
* 백내장
* 불임증
* 심장병
* 아토피성 피부염
* 알츠하이머, 치매
* 암
* 음식 알레르기

☞ p.199

37 **오메가-3오일**이 위 질병에 전체적으로 도움을 주지만, 각 질병의 세부적인 자연의학 치료법은 〈1권〉의 해당 질병을 보시기 바랍니다.(저자 주)

☞ 감마리놀렌산(GLA) p.12

- EPA, DHA는 지방 생성을 억제함과 동시에 지방을 생성하는 유전자 코드의 복사를 억제하여 중성지방을 감소시킨다. EPA는 프로스타글란딘 E3(PGE3)를 생산하며 혈소판 응고를 감소시키고 혈관을 확장시켜 혈액순환이 잘되게 하고 혈압을 내려 준다.

프로스타글란딘에 대한 자세한 내용은 ☞ 1권 오메가오일이 뭐기에 p.544

오메가-3 생선오일은 이러한 EPA와 DHA 함량이 풍부하여 혈압을 낮추고 부정맥, 심장마비, 중풍 등을 예방하거나 개선하는 데 도움을 준다. 또 세포의 기능을 좋게 하여 동맥경화를 예방하고 성인당뇨의 인슐린 반응도를 높여 주어 인슐린 분비를 촉진시킨다. 더욱이 인슐린이 세포 내로 잘 들어가게 하여 당뇨에도 매우 효과적이다.

- 뇌는 60%가 지방으로 되어 있어 오메가-3오일이 절대적으로 필요하다. 그중에서도 DHA는 두뇌세포와 두뇌신경의 발육, 두뇌발달에 직접 작용하므로 성인이나 노인은 물론 수험생, 어린이, 유아, 태아에게 빠져서는 안 되는 필수요소이다.

- 오메가-3 생선오일의 DHA는 두뇌세포막의 유동성(fluidity)을 좋게 하는 중요한 성분으로 두뇌 기능과 감정(mood)에 절대적인 역할을 한다. 또한 DHA는 세포막, 특히 뇌세포막, 망막세포막을 구성하는 성분으로 세포의 신경절이 생기게 하고 신경세포가 자라게 하여 치매를 개선하고 기억력과 집중력을 높여 준다. EPA, 특히 DHA는 양극성감정질환(bipolar disorder)의 특징인 과도한 신경시그널을 감소시켜 감정을 안정시켜 준다.

- EPA와 DHA는 인지질(phospholipid)을 생성하여 적혈구와 혈소판, 뇌신경, 척추신경세포막 등 여러 가지 세포막을 형성한다.

- 항염작용이 있어 관절염을 비롯하여 대장염에 좋으며 월경통을 완화시켜 준다. EPA, DHA는 아라키돈산이 염증을 일으키는 프로스타글란딘 E2(PGE2)로 전환되는 것을 억제하여 염증을 가라앉힌다.

- 오메가-3오일은 유방암, 전립선암, 대장암에도 항암작용을 한다. 시험관과 동물실험에 의하면 EPA와 DHA는 새로운 암세포 생성과 암의 성장을 억제하며, 암세포의 자연사망(apoptosis or programmed cell death)을 촉진시키고 암으로의 새로운 혈관 형성을 억제한다. 암으로 혈관이 생기면 암세포는 영양을 공급받아 계속 커지게 된다. 한편 동물성 지방은 암을 더 빨리 자라게 한다.

- 오메가-3오일은 노화로 인한 망막황반퇴화증에 걸릴 확률을 70% 감소시키고 안구건조증을 비롯한 눈의 건강에도 효과가 있다. 또 여기에 들어 있는 DHA는 눈 망막조직의 60%를 구성하고 있는 중요한 영양소로서 시력에 영향을 주며, 부족하면 시력이 감퇴된다.

- 아마씨의 알파리놀렌산(alpha linolenic acid)도 DHA,

◆ 관련 질병 ◆

- 여드름
- 월경 과다
- 월경전증후군(PMS)
- 잇몸병, 치주염
- 전립선비대증
- 전립선암
- 집중부족증
- 천식
- 치질
- 통풍
- 폐경기 증상
- 피부 건조, 가려움증
- 협심증

37 오메가-3오일이 위 질병에 전체적으로 도움을 주지만, 각 질병의 세부적인 자연의학 치료법은 〈1권〉의 해당 질병을 보시기 바랍니다.(저자 주)

EPA로 전환되지만 생선오메가-3오일에는 미치지 못한다. 아마씨는 DHA, EPA로 전환되려면 비타민 B₃, B₆, C, 아연, 마그네슘이 있어야 하며 건강 상태에 따라 개인 차이도 크게 나타난다. 게다가 최상의 조건에서 5% 미만이 DHA로 전환되고, 15% 미만이 EPA로 전환될 뿐이다. 이에 비해 생선에서 짜낸 오메가-3오일에는 이미 다량의 DHA, EPA가 포함되어 있으므로 이 부분에서는 단연 앞선다.

- 오메가-3오일은 항염작용과 함께 피부 지방을 감소시키는 작용이 있어 여드름을 줄여 주는 효과도 훌륭하다. 효과가 나타나기까지 수개월이 걸리지만, 대부분 만족한 효과를 경험한다.

- 피부 건조, 가려움증, 아토피성 피부염, 손발 저림에도 효과적이다. 폐경 후 여성이나 중년 후 남성 모두 성호르몬이 감소하여 피부가 건조해지고 윤기가 없어지며 가려움증이 오는데, 이럴 때 오메가-3오일을 먹으면 피부가 윤택해지고 가려움증도 사라진다.

  > ▶ 황체호르몬(progesterone)은 부신에서 성호르몬을 만드는 원료가 되므로 황체호르몬크림을 발라 주는 것도 여러모로 도움이 된다. 화학방부제가 없는 건성피부용 로션을 발라도 좋다. ☞ 황체호르몬크림 p.290

- 다발성경화증(multiple sclerosis)은 신경을 싸고 있는 막(myelin)이 지방으로 되어 있다. 따라서 오메가-3오일을 충분히 섭취해 주고 육류지방을 줄이는 것이 치료의 기본이다.

- 오메가-3 생선오일은 신경을 보호하는 작용이 있어 헌팅톤무도병, 다발성경화증, 초기 알츠하이머 질환에 어느 정도 효과가 있다.

좋은 오메가-3오일 고르는 방법

1. 북해의 차갑고 공해 없는 청정바다에서 어획한 생선(대구, 정어리, 안초비, 연어, 청어, 가자미 등 한류어종)으로, 중금속이 없어야 한다.

2. 오메가-3오일은 생선을 통째로 짜서 얻은 기름이다. 생선오일은 산화되기 쉬워서 짜는 즉시 산화를 막아 신선도를 유지해야 하는데, 이 기술이 품질을 좌우한다. 이름은 같아도 제품과 회사에 따라 품질 차이가 크기 때문에, 중금속과 이물질을 잘 걸러내고 신선함을 유지하는 기술이 뛰어난 회사의 제품을 구입해야 한다.

3. 오메가-3오일은 오일 그대로 된 것(액체)과 말랑말랑한 젤 캡슐에 넣은 것이 있는데, 신선도를 테스트하려면 캡슐을 깨물어 맛을 보면 된다. 고소하고 신선한 것이 좋은 제품이며, 비린내가 나는 것은 먹지 않는 것이 좋다. 비린내가 나는 것은 몸속의 항산화제를 소모시켜 오히려 건강에 해롭기 때문이다. 캡슐로 된 것은 기름만 먹고 젤 캡슐은 버려도 된다.

▶ 보통 캡슐은 소에서 추출한 젤라틴으로 만드는데 광우병 파동 이후 문제가 되자, 제조사들마다 광우병으로부터 안전한 소에서 만든 것임을 강조하고 있다. 하지만 안심이 되지 않는다면 소가 아닌 '생선'으로 만든 젤라틴 캡슐 제품을 먹으면 된다.

4. 오메가-3오일은 신선도가 매우 중요하므로 인터넷 등에서 창고에 보관하며 싸게 세일하는 제품은 절대 사지 말아야 한다. 냉장고에 보관하지 않으면 산화되기 때문이다. 기술력 있는 회사에서 만들어 냉장보관한 신선한 제품을 구입하고, 가정에서도 냉장고에 넣어 두고 복용해야 한다.

연구 결과/사례

• 모유에는 DHA가 포함되어 있어 이것을 먹고 자란 유아가 7살 반~8살 무렵에는 다른 어린이에 비해 IQ가 8.3 정도 더 높아지는 것으로 나타났다. 다른 연구에서도 모유를 먹고 자란 어린이의 IQ가 5~12가

량 더 높았다.

> ● 따라서 자녀를 총명하게 키우려면 산모가 오메가-3오일을 복용하면서 모유 수유를 하고, 젖을 끊은 다음에는 아이에게 직접 오메가3오일을 먹이는 것이 도움이 된다.

• 집중부족증 어린이에게 오메가-3 생선오일과 달맞이꽃종자유(evening prime rose oil)를 먹였더니 증세가 눈에 띄게 호전되었다. DHA 결핍이 집중부족증을 일으키는 요인 중 하나라는 반증이다. 알츠하이머병 역시 DHA 부족이 원인 중 하나로 보고 있다.

• EPA와 DHA를 하루 0.5~25g(평균 6g)씩 2주에서 2년까지 복용시킨 결과, 용량에 따라 중성지방이 현저하게 감소하였다. 단, 전체 콜레스테롤 수치는 변함이 없었다.

• 234명에게 7주 동안 EPA 3.8g, DHA 3.6g, 옥수수기름 4g을 각각 따로 복용시켰다. 그 결과 옥수수기름 그룹에 비해 EPA 그룹에서는 전체 콜레스테롤 약간과 중성지방 21%가 감소했으며, DHA 그룹에서는 중성지방이 26% 감소하고 좋은 콜레스테롤이 약간 증가한 것으로 나타났다.

• 오메가-3 생선오일과 마늘을 함께 복용하는 것이 중성지방과 콜레스테롤을 가장 많이 내리는 것으로 나타났다. 오메가-3 생선오일만 복용한 그룹에서는 중성지방이 가짜 오일 그룹에 비해 3.73% 감소하고 전체 콜레스테롤에는 변함이 없었다. 그리고 나쁜 콜레스테롤과 좋은 콜레스테롤의 비례 역시 큰 변화가 없었다. 마늘만 복용한 그룹에서는 가짜 마늘 그룹에 비해 중성지방에는 변화가 없었고, 전체 콜레스

테롤은 11.5%, 나쁜 콜레스테롤은 14%, 나쁜 콜레스테롤과 좋은 콜레스테롤의 비례는 15% 감소했다. 그러나 오메가-3 생선오일과 마늘을 같이 복용한 그룹에서는 가짜 오일과 가짜 마늘 그룹에 비해 중성지방이 34.3%, 전체 콜레스테롤이 12%, 나쁜 콜레스테롤이 9.5% 감소했으며, 나쁜 콜레스테롤과 좋은 콜레스테롤의 비례도 19% 감소했다. 오메가-3 생선오일 그룹에서는 좋은 콜레스테롤 수치는 변함이 없었고 마늘 그룹에서는 약간 증가하였다.

> ▶ 한국인은 마늘을 많이 먹기 때문에 오메가-3 생선오일을 겸하면 아주 좋은 효과를 볼 수 있다. 마늘은 독성과 부작용이 없으며, 생마늘이 가장 좋고 열을 가하여 매운맛이 없어질수록 효과가 감소된다. 마늘장아찌도 생마늘에는 못 미치지만 효과가 좋다. 생마늘을 하루에 최소 ½~1쪽가량 먹어야 하며, 많이 먹을 수 있으면 더 좋다.

- 오메가-3 생선오일을 1숟가락씩 오랜 기간 복용하면 심장마비로 급사하는 확률이 현저하게 감소했다. 심장마비를 일으켰던 환자 1,000명 중 20명은 생명을 건질 수 있을 것으로 추정된다.

- 오메가-3 생선오일을 하루 1g씩 42개월간 복용한 그룹이 비타민 E를 복용한 그룹보다 심장마비와 중풍으로 사망하는 비율이 훨씬 줄어든 것으로 나타났다. 또한 고혈압 환자에게 오메가-3 생선오일을 하루 3g씩 복용하게 했더니, 수축압과 이완압이 모두 떨어졌다. 그러나 혈압이 정상인 사람의 혈압은 떨어뜨리지 않았다.

- 하루 4~5g의 EPA, DHA를 3개월에서 1년간 복용시켰더니, 관상동맥혈관성형술(angioplasty)을 한 심장병 환자의 협착 재발을 13.9% 감소

시켰다.

- 오메가-3 생선오일에 함유된 EPA는 항염작용이 뛰어나다. 하루 3g씩 3개월 이상 복용하게 했더니 퇴행성 관절염, 류머티즘 관절염 환자의 관절 통증과 아침에 손이 뻣뻣한 증상이 호전되었으며, 항염진통제나 처방약의 복용량을 줄이거나 중단할 수 있었다.

- 크론스(Crohn's)장염 환자 그룹에 2.7g의 EPA와 DHA를 1년간 복용시 켰더니 재발률이 눈에 띄게 감소했으며 부작용도 생기지 않았다. 또 궤양성대장염에 하루 3~4g의 EPA와 DHA를 3개월간 복용하게 한 결과, 증상이 크게 나아졌고 직장점막 조직도 현저하게 좋아졌다.

- 14명의 양극성감정질환 환자에게 하루 9.6g의 오메가-3 생선오일을 4개월간 복용하게 했더니 올리브오일을 먹인 그룹보다 현저하게 효과 가 있었다.

- IgA 사구체신염 환자 51명에게 EPA와 DHA를 각각 1.87g, 1.36g씩 2년간 복용시켰더니, 신장을 보호하고 신장 기능 손상을 지연시켰다. 또 신장이식 수술을 한 환자의 장기거부 반응을 방지하는 데도 도움을 주었다.

- II형 성인당뇨 환자에게 900mg의 EPA를 3개월간 복용하게 했더니, 소변으로 알부민 배출(단백뇨)이 되는 현상이 크게 감소하였다. 이로써 EPA가 당뇨로 인한 신장병에도 효과가 있는 것으로 밝혀졌다.

- 동물실험에서 육식의 포화지방산을 주로 먹이고 오메가-3오일을 먹 이지 않은 동물은 인슐린 민감도가 떨어져 당뇨로 진전되었다. 이때 오메가-3오일을 주었더니 인슐린 민감도가 되살아나 정상적인 혈당

대사가 이루어지고 건강해진 것으로 나타났다. 이러한 작용으로 오메가-3오일은 당뇨에도 중요하게 쓰인다.

• 오메가-3오일은 달맞이꽃종자유와 함께 살을 빼는 데 효과가 있다. 1996년 연구에 의하면 똑같은 칼로리의 사료와 똑같은 비율의 오일을 주었을 때 포화지방오일을 먹인 쥐가 가장 비만했고, 오메가-3오일을 먹인 쥐가 가장 살찌지 않았다. 사람으로 치면 102kg과 68kg 정도의 차이가 발생했다. ☞ **달맞이꽃종자유 p.12**

• 건선 환자 155명에게 하루 5g의 EPA와 DHA를 4개월간 복용시켰더니 별다른 효과가 없었다는 결과가 나왔다. 또 이와 반대로 긍정적인 효과가 나타났다는 결과도 있다.

🧰 내 임상경험으로는 건선 환자에게 오메가-3오일과 콜레스테롤강하제를 함께 복용하여 혈액을 맑게 해 주고, 채식 위주의 식단으로 바꾸게 했더니 거의 완치되었다.

• 엄지발가락 통풍으로 고통이 심한 40대 남자 통풍환자에게, 오메가-3 생선오일을 식후 1숟가락(3g)씩 하루 2번 복용하게 했더니 통증이 거의 사라졌다. 오메가-3 생선오일이 혈액순환을 좋게 하고 항염증작용을 했기 때문이다.

• 입술 부위가 심하게 벗겨지고 건조했던 40대 여성은 오메가-3 생선오일을 1달 남짓 복용한 후 증상이 사라졌다. 손가락 끝이 이유 없이 갈라져 아파하던 60대 남자도 오메가-3 생선오일을 먹고 3일 만에 손

가락 끝이 아물었다고 신기해했다. 가뭄이 들면 땅이 갈라지듯이 세포막에 오메가오일 지방이 없으면 피부가 갈라지고, 모발의 세포막도 건조해지고 잘 부러지게 된다. 1달가량 먹으면 피부와 머릿결이 놀랄 만큼 부드럽고 윤택해지는 것을 느낄 수 있다.

- 고등학생 여드름에 오메가-3 생선오일과 달맞이꽃종자유, 아연(zinc)을 복용하게 하고, 티트리오일(tea tree oil)을 바르게 하여 좋은 효과를 보았다. 피부염(습진)에는 아마씨의 오메가-3오일로는 부족하므로, 오메가-3 생선오일과 달맞이꽃종자유를 같이 복용해야 한다.

☞ 달맞이꽃종자유 p.12 ☞ 아연 p.180

복용 방법/주의 사항

- 식사와 같이 먹어야 담즙이 분비되어 오일이 잘 흡수되므로 식사 중간이나 식후 곧바로 복용한다.

    ◐ 모든 기름 종류는 냉장고에 보관해야 한다.

    ☞ 1권 똑똑한 자연치료제 보관법 p.92

- 중성지방 감소에는 하루 DHA, EPA 합쳐서 5g, 고혈압과 류머티즘 관절염, 크론스장염, 궤양성대장염에는 하루 3g, 관상동맥 수술을 받은 사람은 하루 4~5g 정도가 적당하다. 하루 용량을 2~3번에 나누어 식사와 함께 복용하는 것이 좋다.

- 살을 빼는 데는 약 3~5g 정도를 복용한다. 제품마다 용량이 다를 수 있으므로 라벨의 총 함유량(total omega-3)을 살펴보아야 한다. 하루 용

량을 2~3번에 나누어 식후에 복용한다.

> ▶ 이렇게 많은 양을 복용해야 할 때는 캡슐보다 액체로 된 오메가-3오일
> 이 훨씬 경제적이다.

• 부작용으로는 매슥거림, 설사 등이 있을 수 있으며, 혈액을 묽게 하는
작용 때문에 코피나 멍이 들 수 있다. 하지만 하루 15g씩의 고용량을
장기간 복용한 경우에도 심각한 부작용이 보고되지 않았다.

✖ 오메가-3 생선오일은 혈액을 묽게 하므로 혈우병이나 혈액을 묽게
하는 처방약 와파린(Wafarin), 쿠마딘(Coumadin) 등을 복용하는 환자는 주
의해야 한다.

✖ 혈액을 묽게 하는 아스피린이나 항염진통제, 마늘, 깅코와 같이 먹으
면 멍이 잘 들거나 코피, 혈뇨, 혈변 등이 나타날 수도 있으나, 좀처럼
드문 일이다. 만약 이런 증상이 나타나면 양을 줄이거나 중단한다.

✖ 수술하기 전에는 복용을 중단해야 한다.

38 이프리플라본
Ipriflavone

이프리플라본은 골다공증에 매우 효과적이다. 일본, 이탈리아, 헝가리에서는
골다공증 치료약으로 허가가 났으며, 미국에서는 기본적인 건강제품으로 처방
전 없이 구할 수 있다.

뼈는 계속해서 새로운 뼈세포를 만들어 오래된 뼈세포와 교체한다. 하
지만 나이가 들면 뼈세포를 생성하는 능력이 감소하고, 여성의 경우 폐
경을 하면 골밀도 감소 속도가 더욱 가속화된다. 특히 난소제거 수술을
한 여성은 급격히 골다공증이 찾아온다.

미국에서는 여성 3명 중 1명이 골다공증에 걸리는데, 골반뼈가 부러지
면 움직이지 못하고 오랫동안 누워 있어야 하기 때문에 혈전이 생겨 혈
관이 막힌다. 이러한 합병증으로 이 중 15%는 1년 안에 사망한다.

효과

• 이프리플라본(ipriflavone)은 새로운 뼈를 만들어 구멍을 메워 주는 조골
세포의 작용을 증가시키고, 낡은 뼈세포를 파괴하는 파골세포의 작용
을 감소시켜 골밀도를 높여 준다. 그리고 골다공증으로 인한 뼈의 통

증도 감소시켜 준다. 한마디로 골다공증에 매우 효
과적이다.

• 이프리플라본은 직접적인 에스트로겐(여성호르몬) 작
용이 없어 나이 든 남성의 골밀도 감소에도 효과적
이며, 남성호르몬 감소 치료를 받는 전립선암 환자
의 골밀도 감소를 방지하는 데도 도움을 준다.

연구 결과/사례

• 한 연구에 의하면 골다공증이 있는 여성 100명에
게 이프리플라본 200mg을 하루 3번 복용하게 했더
니, 6개월 후 골밀도가 2% 증가했고 12개월 후에
는 5.8%나 증가했다.

• 이프리플라본이 골다공증에 효과가 있다는 것은 여
러 가지 동물실험과 임상연구에서 확인된 결과이
다. 여러 요소가 잘 구성된 한 연구에서 폐경 여성
에게 이프리플라본을 하루 3번(종종 칼슘 1,000mg과 함
께) 200mg씩 복용시켰더니, 골밀도가 증가하고 뼈
의 통증과 골절 발생률이 감소하는 등 큰 효과가 있
었다. 그리고 2년 동안 지속적으로 복용해도 부작
용이 나타나지 않았다.

◆ 관련 질병 ◆

• 골다공증

38 **이프리플라본**이 위 질
병에 전체적으로 도움을 주
지만, 각 질병의 세부적인
자연의학 치료법은 〈1권〉의
해당 질병을 보시기 바랍니
다.(저자 주)

💼 골다공증 때문에 찾아온 50대 중반 여성 환자가 있었다. 모친이 골다공증으로 골반뼈가 부러져 무척 고생하고 있는데, 이것이 가족력이라 자신도 몹시 불안하다고 했다. 이 환자에게 이프리플라본(ipriflavone)이 들어 있는 골다공증 전문칼슘과 황체호르몬크림을 처방하여 불안감을 잠재워 주었다.

> ▶ 황체호르몬 역시 새로운 뼈세포를 생산하는 조골세포의 작용을 촉진시키고 혈액 내 칼슘, 마그네슘, 인산을 뼈로 흡수하여 골밀도를 높여 준다.
> ☞ 황체호르몬크림 p.296

복용 방법/주의 사항

- 이프리플라본의 하루 용량은 600mg이다. 식사와 같이 복용하는 것이 훨씬 흡수가 잘된다. 남성에게도 필요하다.

  > ▶ 골다공증 환자는 이프리플라본을 포함해 칼슘, 마그네슘, 비타민 D와 K, 보론(boron) 등 골다공증에 필요한 성분이 모두 들어 있는 골다공증 전문칼슘을 복용해야 한다. ☞ 1권 골다공증 p.153

- 이프리플라본은 부작용이 거의 없고 안전하다. 단, 소화가 잘 안 되는 사람은 식후에 복용한다.

✖ 천식약(Theophylline)을 복용하는 사람은 약효를 증강시킬 수 있으므로, 의사와 상의하여 천식약의 용량을 줄일 수 있다.

✖ 임신부와 수유모는 복용하지 않는 것이 좋다.

plus+

자연의학 치료제 중에는 노화를 더디게 하고 건강하게 나이 드는 것을 도와주는 '현대판 불로초'들이 있다.

▶ 비타민 B₁₂, 비타민 C, 비타민 E, 셀레니움, 실리마린, 아세틸카르니틴, 아세틸시스테인, 알파리포산, 엽산, 오메가-3오일, 종합비타민, 칼슘, 포도씨 추출물, 황체호르몬크림

1권 21세기 자연의학 불로초 p.84

철분

39

철분
Iron

철분은 사람에게 없어서는 안 되는 미네랄로서, 혈액 속에서 산소를 운반하고 에너지를 생산하는 과정에 필수적인 요소이다. 철분은 DNA 합성에 필요하고 두뇌발육과 기억력, 면역을 증강시킨다. 또 항암작용을 하고 콜라겐을 합성한다.

철분(iron)은 여러 가지 음식에 많이 들어 있어 음식을 골고루 섭취하는 사람은 부족증이 생기지 않는다. 하지만 철분은 위산에 의해 이온화되어 흡수되므로 위산이 부족한 사람은 철분 부족이 되기 쉽고, 소화기궤양이나 치질 출혈로 인해 철분 부족이 되기도 한다. 여성의 경우 월경 과다로 인한 철분결핍성빈혈이 가장 흔하다.

철분 부족/과다 증상

- 철분이 부족하면 적혈구가 작아지고 색깔이 연해지며, 헤모글로빈이 감소하여 빈혈이 된다. 기운이 없고 숨이 차며 혀가 빨갛게 아프고, 손톱이 약해져 숟가락 모양으로 휘어져 올라오고, 구강궤양이 생긴다. 감염이 잘되고 머리카락도 잘 빠진다.
- 철분은 몸에서 배설되지 않고 축적되므로 과한 것도 좋지 않다. 철분

이 과하면 조직, 특히 간장과 췌장에 축적되어 간경화나 당뇨병을 유발시킬 수 있고, 피부가 청동색을 띠는 혈색소증(hemochromatosis)에 걸릴 수도 있다.

연구 결과

- 연구에 의하면 어린이가 철분이 부족하면 학습능력이 떨어지는 것으로 나타났다. 철분부족증 어린이에게 철분을 먹였더니 기억력이 좋아지고 학업성적이 향상되었다. 이는 철분이 신경전달물질인 도파민(dopamine)의 합성에 작용하기 때문으로 추정된다.

- 미국 사춘기 여자 어린이의 25%는 철분 부족이라는 보고가 있다. 한 연구에서 빈혈은 아니지만 철분이 부족한 사춘기 여자 어린이들에게 28mg의 철분을 하루 2번씩 8주간 복용시켰더니, 학습능력과 기억력이 눈에 띄게 향상되었다.

- 철분이 부족하면 여러 가지 면역기능이 저하되어 칸디다(candida)곰팡이, 허피스, 박테리아 등에 쉽게 감염되며, 지나치게 철분이 많아도 감염에 잘 걸리는 것으로 나타났다.

◆ 관련 질병 ◆

- 불면증
- 월경 과다
- 집중부족증
- 폐경기 증상

39 철분이 위 질병에 전체적으로 도움을 주지만, 각 질병의 세부적인 자연의학 치료법은 〈1권〉의 해당 질병을 보시기 바랍니다.(저자 주)

복용 방법/주의 사항

• 일반적인 남성과 폐경 여성은 하루 10mg, 생리 중인 여성은 15mg을 식후 복용하고, 빈혈이 있을 때는 양을 더 늘려 복용한다.

✖ 임신부는 30mg, 수유모는 15mg 이상은 복용하지 말아야 한다. 임산부용 비타민과 종합비타민에 적당량이 들어 있으므로, 빈혈이 아니라면 더 복용할 필요는 없다.

✖ 철분결핍성빈혈이 아닌 빈혈에는 철분을 복용해서는 안 된다. 그리고 철분결핍성빈혈로 철분을 복용할 경우 최소 3~6개월은 먹어야 간에 저장되지만, 철분이 과잉되지 않도록 혈액검사를 하면서 복용해야 한다.

✖ 만성 간기능부전증, 알코올성 간경화, 알코올 중독, 췌장 질환이 있는 환자는 특히 주의해서 복용해야 한다. 또 혈색소증(선천적으로 소장에서 철분을 많이 흡수하는 질병)이 있는 사람은 철분을 복용하면 안 된다.

✖ 철분 과다 복용은 특히 어린이에게 위험하므로, 모든 약품 보관과 마찬가지로 어린이 손에 닿지 않는 곳에 보관해야 한다.

plus+

시금치, 고구마, 차(tea) 종류는 철분(iron)의 흡수를 감소시키므로, 철분이나 철분이 들어 있는 비타민을 복용할 때는 2시간 간격을 두어야 한다.

40 체이스트트리베리

Chaste Tree Berry

체이스트트리베리는 유럽에서는 수세기 동안 유방통, 월경전증후군(PMS) 등의 여성 질환에 사용되어 왔으며, 독일의 산부인과 의사들은 주로 월경불규칙과 PMS, 유방통에 처방하고 있다.

체이스트트리베리(chaste tree berry)라는 열매는 유즙분비호르몬인 프로락틴(prolactin)의 분비를 감소시켜 배란을 하는 데 도움을 준다. ■ 따라서 유방 팽창, 월경불규칙, 자궁근종 등 정상적인 배란이 이루어지지 않아 생기는 여러 증상이나 질환에 효과적이다.

효과

• 체이스트트리베리는 뇌하수체에서 배란촉진호르몬(LH)의 분비를 촉진하여 배란을 하게 함으로써 황체호르몬을 생산할 수 있게 해 준다. 따라서 황체형성호르몬(LH)의 분비가 적어 배란이 되지 않는 여성과, 여성호르몬우세증으로 황체호르몬이 부족한 폐경 전 여성에게 매우 효과적이다. 단, 난자가 남아 있지 않은 폐경 여성에게는 소용이 없다.

■ 프로락틴이 많으면 배란이 되지 않고 월경도 나오지 않는다.

◉ 난자가 거의 남아 있지 않은 폐경 무렵 여성의 자궁근종, 난소낭종(난소물혹), 자궁내막증, 자궁경부이형증, 유방암, 자궁암, 폐경기 증상에는 황체호르몬 크림이 더 효과적이다. ☞1권 폐경기 p.474

• 사춘기 여학생들의 생리통, 불규칙한 생리에 체이스트트리베리를 장기간 복용하면 호르몬 밸런스가 맞아 규칙적으로 생리를 하게 된다. 또 생리를 자주 하거나 양이 많은 증상도 호전되고, 생리통도 없어진다. 피임약 복용 중단 후 생기는 불규칙한 생리에도 효과적이다.

연구 결과

• 임상연구에서 유방통, 부종, 신경질, 우울증, 두통 등 월경전증후군(PMS) 증상들이 감소되었다.

• 월경전증후군(PMS)이라고 진단받은 여성(평균 나이 36세) 170명에게 체이스트트리베리를 3개월간 복용하게 했더니 50% 이상 증상이 감소했다. 부작용이 나타난 사람은 별로 없었고 그 증상도 경미했다.

• 유방통은 여성호르몬 우세로 배란이 되지 않아 황체호르몬이 적을 때 생긴다. 월경 전 유방통이 있는 104명의 여성에게 체이스트트리베리(chaste tree

◆ 관련 질병 ◆

• 불임
• 여드름
• 월경불규칙
• 월경전증후군(PMS)
• 유방통
• 자궁근종
• 폐경기 증상

40 체이스트트리베리가 위 질병에 전체적으로 도움을 주지만, 각 질병의 세부적인 자연의학 치료법은 〈1권〉의 해당 질병을 보시기 바랍니다.(저자 주)

berry)를 복용시킨 결과, 2달 안에 유방통이 크게 감소하였다.

여성호르몬의 원리는 ☞1권 폐경기 p.474

- 체이스트트리베리는 저용량(80~240mg)에서는 난포자극호르몬(FSH)을 억제하여 여성호르몬을 감소시키고, 황체자극호르몬(LH)을 자극하여 황체호르몬을 증가시킨다. 그리고 유즙분비호르몬(프로락틴)도 증가된다. 그러나 고용량(480mg이량)에서는 여성호르몬과 황체호르몬의 수치가 변함이 없고 유즙분비호르몬(프로락틴)만 감소되어 유방통이 줄어든다.

- 또한 건강한 남성 20명에게 하루 120mg의 저용량을 복용시켰더니 유즙분비호르몬(프로락틴)이 증가한 반면, 하루 480mg의 고용량에서는 감소하였다.

- 유즙분비호르몬(프로락틴)이 많으면 배란이 억제되는데, 체이스트트리베리는 고용량에서 유즙분비호르몬의 분비를 억제하여 배란을 도와준다. 연구에 의하면 유즙분비호르몬의 수치가 높아 배란을 하지 못하는 여성 52명에게 체이스트트리베리를 3개월간 복용시킨 결과, 유즙분비호르몬 수치가 감소하여 배란이 되었고, 월경과 황체호르몬 수치가 정상이 되었다. 또한 5개월간 체이스트트리베리를 복용한 여성 15명은 가짜 약을 복용시킨 15명보다 황체기에 황체호르몬이 증가했고, 배란이 되어 임신 가능성이 높아졌다.

  ▶ 여성 불임에는 체이스트트리베리와 함께 황체호르몬크림이 효과적이다.

  ☞1권 불임증 p.251

- 체이스트트리베리를 저용량 복용하면 수유모의 모유 생산을 늘린다는

연구 결과들이 있다.

복용 방법/주의 사항

월경전증후군(PMS)과 월경 관련 증상, 불임에는 하루 80~240mg이 적당하다. 하지만 유방통에는 480mg 정도로 고용량을 복용해야 유즙분비 호르몬(프로락틴)이 감소하여 유방통이 줄어든다. 보통 복용한 지 2달 이내에 효과가 나타나지만, 4~6개월이 지나야 효과를 보는 경우도 있다. 불임증, 무월경, 불규칙한 월경, 자궁내막증 같은 질환은 1년 이상 복용해야 한다. 체질에 따라 몇 달간 생리주기가 길어지거나 짧아지고, 생리량도 많아지거나 줄어드는 사람이 있으나, 대개 3~4개월 후부터는 규칙적으로 된다.

✖ 체이스트트리베리는 매우 안전한 열매지만, 피임약과 함께 먹으면 피임약의 약효를 방해할 수 있다.

✖ 도파민(Dopamine) 약을 먹는 사람은 복용하지 말아야 한다.

✖ 임신부는 복용을 금한다. 수유모는 복용해도 된다는 의견과 복용하지 말아야 한다는 의견이 대립하고 있으므로, 확실한 연구 결과가 나올 때까지 복용하지 않는 것이 안전하다.

episode

나이에 어울리지 않게 근심 어린 표정으로 찾아온 24세 여성.

"지난 5년 동안 생리가 불규칙해요. 어떤 달은 20일을 하고, 어떤 달은 7일도 하고, 2달씩 거르기도 하고…… 산부인과에서는 피임약을 먹으라고 하는데 내키지 않아요. 머지않은 장래에 아기를 갖고 싶거든요. 저와 비슷한 증상을 가진 친구한테 자연요법으로 고치는 방법이 있다고 들었어요."

"네, 있습니다. 그런데 환자분은 월경전증후군(PMS)이 있고(PMS 증상에 대해 설명해 줌), 난소낭종(난소물혹)이나 자궁근종도 있을 것 같은데요."

"아, 그래서 그런 거였군요. 생리 때만 되면 유방이 팽팽해지고 신경질을 많이 부리게 돼요. 남편이 멘스괴물이라고 할 정도로요. 그리고 초음파검사에서 자궁근종이 있다고 했어요."

"증상으로 봐서 매달 배란을 안 하시는 것 같네요. 황체호르몬이 생산되지 않아 여성호르몬과 황체호르몬이 불균형하기 때문에 그런 증상들이 나타납니다. 피임약을 먹으면 생리는 정상적으로 하게 되지만 배란은 되지 않아요. 생리도 정상으로 하고 배란도 매달 해야지 나중에 임신을 할 수 있습니다. 체이스트트리베리라는 열매를 농축시킨 생약제가 있는데 이것을 복용해 보세요. 이 열매는 뇌하수체에서 난포자극호르몬(FSH)을 억제하여 여성호르몬을 감소시키고 배란을 촉진시키는 황체자극호르몬(LH)의 분비를 자극하여 배란을 돕는 작용이 있습니다. 배란이 되면 황체에서 황체호르몬이 분비되어 여성호르몬과 황체호르몬의 균형이 맞게 되지요. 그러면 생리도 정상이 되고, 월경전증후군도 없어집니다. 난소낭종이나 자궁근종도 줄어들게 되지요. 물론 배란을 하게 되어 임신도 가능해집니다."

이 환자는 체이스트트리베리 복용 5개월부터 생리가 규칙적으로 되었고, 유방이 팽창하는 등의 증상도 없어졌다.

plus+

다음 자연치료제들은 면역을 억제하거나 혈액의 응고를 방해할 수 있으므로 수술 전에는 복용을 금해야 한다.

▶ 감마리놀렌산, 강황, 깅코, 브로멜레인, 비타민 E, 빌베리, 아마씨, 오메가 3오일, 폴리코사놀, 호손

41 칼륨(포타슘)
Kalium(Potassium)

칼륨(kalium)은 K로 표기하며 미국에서는 포타슘(potassium)이라고 한다. 세포에는 칼륨(포타슘)이 적정량 있어야 고혈압과 근육 경련을 방지할 수 있고 심장이 제대로 기능할 수 있다.

칼륨(포타슘)은 신경 전달과 심장 근육, 혈관, 내장 근육, 몸의 근육을 수축시키고 에너지를 생산한다. 또 핵산을 합성하고 세포 내의 긴장도를 유지하며, 정상혈압을 유지시켜 주는 등 우리 몸에 없어서는 안 되는 필수 미네랄이다.

칼륨(포타슘)이 부족하면 근육 경련이 일어나고 근육에 힘이 없다. 또 입맛이 없고 피곤하며 부정맥이 되기도 한다. 게다가 정신이 흐려지고 신경질을 자주 부리게 되며 아이들은 성장이 둔화된다. 땀을 많이 흘리거나 이뇨제를 복용하거나 구토, 설사 등으로 칼륨(포타슘)이 손실되어도 부족증에 걸린다. 더운 날 땀을 흘리며 조깅을 하다가 다리에 쥐가 나는 것도 이 때문이다.

효과

• 1928년 칼륨(포타슘)이 혈압을 내린다는 사실이 처음 발견된 이래 여러 연구에서 칼륨(포타슘)이 혈압을 내릴 뿐 아니라 심장병과 중풍을 예방해 주는 효과도 있는 것으로 나타났다.

• 많은 사람들이 혈압을 내리려면 소금을 줄여야 한다는 것은 알지만 칼륨(포타슘)을 늘려야 한다는 것은 알지 못한다. 칼륨(포타슘)과 소금의 적정 비율은 최소 5:1 정도인데, 짜게 먹는 사람은 1:2 정도로 지나치게 소금 섭취가 과다하다. 야채와 과일에는 칼륨(포타슘)이 많아서 소금과의 비율이 50:1, 많게는 100:1이나 된다. 그렇기 때문에 야채, 과일을 먹지 않는 사람이 상대적으로 혈압이 높을 수밖에 없는 것이다. ☞1권 고혈압 p.145

> ❶ 칼륨(포타슘)이 많은 음식: (※ 순서대로) 아보카도, 살구, 감자, 멜론(cantaloupe), 리마콩(lima bean), 브로콜리, 토마토, 핀토콩(pinto bean), 바나나, 고구마, 오렌지, 복숭아, 사과 등.

> ❷ 소금이 많은 음식: (※ 순서대로) 간장, 된장, 고추장, 치즈, 햄버거, 튀긴 닭고기, 햄, 베이컨, 게 등.

• 칼륨(포타슘)을 복용하면 고혈압 환자의 수축압과 이완압을 현저하게 내릴 수 있다. 물론 소금 섭취를

◆ **관련 질병** ◆

• **고혈압**
• **근육 경련**(눈 떨림, 쥐 오름 등)
• **동맥경화증**
• **중풍**

41 칼륨(포타슘)이 위 질병에 전체적으로 도움을 주지만, 각 질병의 세부적인 자연의학 치료법은 〈1권〉의 해당 질병을 보시기 바랍니다.(저자 주)

줄이고 칼륨(포타슘)을 복용할 경우에 해당된다. 혈압을 낮추는 데는 칼슘 <mark>■ 칼슘 부족 증상 참고 p.229</mark>, 마그네슘, 코큐텐(CoQ10)도 필요하다. 혈관도 (평활근)근육으로 되어 있기 때문에 마그네슘이 부족하면 혈관근육이 수축되어 혈압이 높아진다. 혈압이 높아졌다고 무조건 혈압약을 복용하기에 앞서 이러한 기본 미네랄을 먼저 보충해 볼 것을 권한다.

- 칼륨(포타슘)이 혈압을 내리는 원리는 아직 알려져 있지 않으나, 레닌 (renin)■의 작용과 혈관의 저항을 감소시키고 소금의 재흡수를 억제하기 때문으로 보인다.

- 칼륨(포타슘)이 어떤 작용으로 중풍을 예방하는지도 밝혀지지 않았으나, 혈압을 내리고 활성산소의 생성을 억제하며, 혈관벽의 손상과 혈전을 방지하는 것으로 추정된다.

- 마그네슘이 부족해도 칼륨(포타슘) 부족증과 비슷한 증상이 일어난다. 즉, 근육 경련이 일어나고 피로하며 신경질을 잘 부리게 된다. 또 식욕이 없어지고 단것을 좋아하며 머리가 잘 빠지고 잇몸이 붓고 심장 기능이 저하된다. 심하면 고혈압, 불면증, 신석증, 월경전증후군 (PMS), 협심증, 부정맥, 천식, 편두통 등이 오게 된다.

  ❍ 실제로 마그네슘이 부족하면 칼륨(포타슘)이 감소할 수 있다. 물을 충분히 마시고 칼슘과 마그네슘을 복용하는데도 근육 경련이나 쥐가 자주 나는 사람은 칼륨(포타슘)이 필요하다는 신호로 받아들여야 한다.

■ 레닌은 신장의 동맥압이 낮을 때 분비되어 혈압을 올리는 효소이다.

연구 결과/사례

• 총 2,609명을 대상으로 한 연구에서 칼륨(포타슘)을 적게 섭취하는 것이 혈압을 높이는 중요한 원인으로 나타났다. 칼륨(포타슘) 섭취를 늘리면 고혈압을 예방, 치료하는 데 효과적이며 특히 소금을 많이 섭취하는 사람에게 더 큰 효과가 있었다. 또 정상혈압인 사람보다 고혈압인 사람에게 더욱 효과적이었다.

• 칼륨(포타슘)과 마그네슘, 섬유질을 많이 먹는 사람은 중풍 확률이 감소했다. 특히 칼륨(포타슘)을 복용하는 사람, 혈압이 높은 사람에게 더 효과가 크게 나타났다. 칼륨(포타슘)을 가장 많이 섭취하는 사람이 가장 적게 섭취하는 사람보다 중풍에 걸릴 확률이 38% 낮게 나타났다.

• 40~75세 4만 3,738명을 대상으로 한 연구에서도 칼륨(포타슘)의 중풍 예방 효과가 드러났다. 칼륨(포타슘)을 충분히 섭취한 사람들은 중풍에 걸리는 확률이 감소하였다.

• 여러 가지 동물실험에 의하면 칼륨(포타슘)을 많이 섭취하면 심장병이 예방되었다. 칼륨(포타슘)이 혈관과 혈액의 지방을 감소시키고, 고혈압에 걸린 동물의 혈관이 새는 것(permeability)을 낮춰 주었다. 또 콜레스테롤이 혈관벽에 침착하여 동맥경화를 일으키는 것을 줄여 주었다.

복용 방법/주의 사항

미국인의 하루 평균 섭취량은 1,560~4,680mg이며, 채식주의자들의 섭취량이 많다. 칼륨(포타슘)은 야채와 과일에 많이 포함되어 있으며 바나나, 오렌지, 멜론(cantaloupe), 아보카도, 시금치, 양배추, 셀러리 등에 풍부하다. 하루 3,500mg 정도가 이상적인 성인 섭취량이다.

✖ 임신부나 수유모는 의사의 권고가 있기 전까지는 복용하지 말아야 한다.

✖ 칼륨(포타슘)이 결핍된 사람은 의사의 지시에 따라 복용해야 한다.

✖ 부작용으로 고(高)칼륨증이 될 수 있으나, 신장 기능이 정상인 사람이 고칼륨증이 되는 일은 극히 드물다. 그러나 신장 기능이 정상인 사람도 한 번에 18,000mg 이상을 먹으면 고칼륨증이 될 수 있으므로 주의해야 한다.

✖ 신장병이 있는 환자나 심장병 치료제 디지탈리스(Digitalis)를 복용하는 환자, 이뇨제, 고혈압약(ACE inhibitor)을 복용하는 사람은 반드시 의사와 상의하여 복용해야 한다.

plus⁺

칼륨(포타슘)과 마그네슘은 심장박동은 물론 전신 세포에서 에너지를 생산하는 데 꼭 필요한 미네랄이다. 심장이 일정하게 뛰게 해 주어 부정맥에도 쓰인다.

칼슘

Calcium ※ 칼슘과 마그네슘은 2:1 비율로 같이 먹어야 한다.

칼슘이 하는 일은 뼈와 치아를 건실하게 하는 것만이 아니다. 심장 근육을 직접 수축시켜 박동하게 하고, 신경 전달을 제대로 하여 세포에게 정보를 전달함으로써 심장이나 뇌가 정상적인 기능을 할 수 있게 해 준다. 또 혈액을 응고시켜 지혈이 되게 하고 면역을 좋게 하는 등 여러 가지 중요한 작용을 한다.

사람은 혈액과 체액을 알칼리성으로 유지하지 못하면 생명을 지속할 수 없다. 알칼리성인 칼슘(calcium)의 가장 중요한 작용은 혈액을 알칼리성으로 만드는 것이다. 즉, 혈액 속의 칼슘은 항상 일정한 농도를 유지하여 체액을 알칼리성으로 유지시켜 준다.

혈액 속의 칼슘양이 조금이라도 부족하여 체액이 산성이 되면 곧바로 부갑상선호르몬이 뼈의 칼슘을 혈액 속으로 나오게 하여 체액을 알칼리성으로 만든다. 이처럼 혈액에 칼슘이 부족하면 뼈에서 칼슘을 빼내 사용하기 때문에 골다공증이 생기게 되는 것이다.

효과

• 육류의 단백질은 혈액을 산성화시킨다. 신장에서는 산성인 육식의 대사산물을 알칼리성인 칼슘으로 중화시켜 소변으로 버려야 하는데, 혈

액에 칼슘이 부족하면 뼈에서 칼슘을 꺼내 써야 하므로 골다공증이 생긴다. 예를 들어, 육식을 하루 47g에서 142g으로 늘리면 소변으로 배출되는 칼슘이 2배로 증가하는데, 이는 뼈에서 혈액으로 그만큼의 칼슘을 빼낸 결과이다.

• 구연산칼슘과 구연산마그네슘은 흡수가 잘되며, 조직과 관절 안의 칼슘침적을 녹여 내어 어깨관절이 아프고 팔을 못 올리는 증상에도 쓰인다. 또 신석을 녹여 내어 신석증에 쓰일 뿐 아니라, 혈관벽의 칼슘침적도 녹인다.

칼슘 부족 증상

• 칼슘 부족으로 고혈압이 되기도 한다. 혈관은 평활근이란 근육으로 둘러싸여 있는데, 이 근육이 수축, 경직되면 혈관이 좁아지고 혈액순환이 순조롭지 못하여 혈압이 높아진다. 혈액에 칼슘 농도가 낮아 혈액이 산성이 되면, 뼈의 칼슘을 혈액 속으로 빼내 혈액을 알칼리성으로 유지하는데, 이때 남은 칼슘이 혈관세포 속으로 침투되어 혈관근육을 수축시킴으로써 고혈압이 된다. 이렇게 되면 혈관이 터지기 쉬워 중풍에 걸릴 확률도 높아진다.

> ▶ 이런 이유로 육식(산성 음식)을 즐겨 하고, 채소(알칼

◆ 관련 질병 ◆

• 고혈압
• 골다공증
• 동맥경화증
• 부정맥
• 불면증
• 비만
• 신석증
• 암
• 요통
• 우울증
• 월경전증후군(PMS)
• 잇몸병, 치주염
• 중풍
• 집중부족증

42 **칼슘**이 위 질병에 전체적으로 도움을 주지만, 각 질병의 세부적인 자연의학 치료법은 〈1권〉의 해당 질병을 보시기 바랍니다.(저자 주)

리성 음식)와 칼슘을 부족하게 먹는 사람의 혈압이 높아지는 것이다.

- 퇴행성 관절염, 좌골신경통, 요통의 많은 경우는 뼈 양끝 관절 부분의 골다공증이 원인이 될 수 있다. 척추뼈가 골다공증으로 약해져 주저앉으면, 디스크는 물을 넣은 풍선이 압력에 눌린 것처럼 옆으로 삐져 나오게 된다.
- 칼슘(calcium) 부족으로 나타나는 가장 흔한 증상은 치주염으로, 치아와 잇몸뼈에 골다공증이 진행된 상태이다. 칼슘이 부족하면 치아가 약해져 충치에 잘 걸리고, 잇몸이 후퇴된 부위에 치아가 깊이 파고들어 찬물을 먹으면 이가 시리게 된다. 또 이가 잘 깨지기 시작하고 엿이나 사탕을 먹다가 이가 떨어져 나오기도 하는데, 이것은 치아다공증이라고 보아야 한다. 이런 사람은 당연히 골다공증도 있고 오래 서 있으면 무릎과 발목 사이의 다리뼈가 아프기도 한다.
- 담석증, 신석증, 골다공증 이외에도 뼈가시 혹은 뼈돌기(bone spurs)가 생기는 등 여러 가지 질병에 걸릴 수 있다. 또 근육이 떨리고 경직되며 특히 다리근육에 쥐가 자주 난다. 여성은 월경전증후군(PMS), 월경통 등이 생긴다. 또한 정신적으로 안정이 안 되어 자주 초조하고 불면증이나 우울증에 걸리며, 어린이의 경우 주의가 산만하고 집중력이 떨어진다.
  - ◐ 칼슘이 부족하면 얼음 씹어 먹는 것을 좋아하기도 한다.

칼슘 과잉 증상

- 과유불급(過猶不及: 지나치면 부족한 것만 못하다)이라는 말은 여기에서도 예

외가 아니다. 칼슘은 뼈를 만드는 단단한 석회질이라서 혈액에 칼슘 과잉이 되면 신장을 통해 소변으로 배설되는 과정에서 신장에 돌이 생기고, 담낭에서 콜레스테롤과 합쳐져 담석도 생기게 된다. 또 신장과 폐 등에 칼슘이 침적되어 석회화되고 관절에 침적되면 관절염이 될 수 있으므로, 무조건 칼슘을 많이 먹는 것도 좋지 않다.

- 혈액이 칼슘 과잉이 되는 질병(고칼슘혈증)은 크게 두 가지 경우가 있다. 뼈의 암으로 인해 칼슘이 혈액으로 과다하게 녹아 나오는 경우와, 부갑상선항진증▪으로 부갑상선호르몬이 과잉 분비되어 뼈의 칼슘이 혈액으로 과다하게 나오는 경우이다. 그 밖에 비타민 D 과잉 섭취, 칼슘 과잉 섭취, 칼슘이 들어 있는 제산제의 과다 복용도 칼슘 과잉을 초래한다.

  > ▶ 하지만 아이러니하게도 혈액의 칼슘 과잉은 칼슘 부족으로 인해 생기는 경우가 대부분이다. 혈액에 칼슘이 부족하면 부갑상선호르몬이 즉시 뼈에서 칼슘을 혈액으로 녹여 내므로 칼슘 과잉이 된다.

이렇게 과잉된 칼슘은 다시 뼈로 들어가야 하는데, 혈액에 칼슘 과잉이 자주 반복되면 혈관에 침착되어 혈관이 석회화(calcification)되어 딱딱해진다. 이렇게 되면 동맥경화가 되어 터지기 쉽고, 신장을 통해 소변으로 배출되면서 신석이 생기기도 한다.

▪ 원인 불명의 양성종양으로 부갑상선이 비대해지는 경우가 대부분이다.

연구 결과

- 칼슘(calcium)은 결장암, 대장암, 위암을 예방한다. 칼슘은 뼈 조직을 유지하는 것 외에도 대장암의 발병 위험을 45%나 줄일 수 있는 것으로 나타났다. 혈액 속의 칼슘 농도가 낮으면 부갑상선호르몬이 나와 뼈의 칼슘을 혈액 속으로 보충하고, 남은 칼슘은 다시 뼈 속으로 침투된다. 이때 남은 칼슘이 면역세포에 침투되면 세포 안팎에 절대적으로 지켜져야 하는 칼슘 농도의 균형이 깨져 면역세포가 올바르게 정보를 전달할 수 없게 된다. 그 결과 암세포를 퇴치하는 역할에 차질이 생긴다. 따라서 적절한 칼슘 섭취가 이루어져야 면역세포가 정상적인 기능을 수행하여 암세포를 초기에 퇴치할 수 있다.
- 양성 대장종양(colorectal adenoma)에 걸렸던 환자 930명에게 4년간 칼슘을 복용시킨 결과, 양성 대장종양에 걸릴 확률이 현저하게 줄어들었으며 폴립도 감소한 것으로 나타났다.
- 알츠하이머병 환자는 건강한 사람보다 혈중 칼슘 농도가 낮고, 치매 정도가 심할수록 이러한 경향이 더욱 두드러졌다. 따라서 칼슘 부족이 알츠하이머병에 영향을 주는 것으로 추정되고 있다.
- 칼슘을 복용시킨 그룹은 월경전증후군(PMS)이 47%, 월경통이 54% 감소하였다.
- 칼슘을 복용하게 한 여성 그룹에서는 수축혈압이 5.40mmgHg, 이완혈압이 3.44mmHg 감소했고 조산, 분만 수술, 사산, 임신중독증도 줄어든 것으로 나타났다.
- 8만 6,000명의 간호사들에게 칼슘을 복용하게 했더니 중풍에 걸릴 확

률이 눈에 띄게 감소하였다.

- 칼슘은 월경전증후군과 월경통을 가라앉히고 콜레스테롤을 약간 낮추었다. 또 중풍과 대장암을 예방해 주고, 최근 예비실험에서는 비만도 감소시켜 주는 것으로 나타났다.
- 비만 그룹에 칼슘을 1년간 복용하게 했더니 체지방이 평균 4.9kg 감소했고, 쥐 실험에서도 체중이 26~39% 줄어들었다.
- 15가지 실험 데이터를 종합한 결과, 구연산칼슘이 굴껍질을 갈아 만든 탄산칼슘보다 흡수율이 평균 22~27%가량 높은 것으로 나타났다.

칼슘의 흡수와 종류

- 칼슘의 흡수 능력은 유아기 때 60%로 제일 높고, 사춘기 이전의 아동은 28%, 사춘기에 키가 크기 시작할 때는 34%, 2년 후부터는 25% 정도로 유지되다가 점차 감소한다. 폐경이 되면 1년에 0.21%씩 흡수율이 감소하므로, 50세가 넘으면 칼슘을 더 많이 보충해 줘야 한다. 남자도 같은 비율로 흡수율이 감소한다.
- 마그네슘과 비타민 B_6가 부족하면 칼슘이 뼈로 잘 흡수되지 않는다. 흡수되지 않은 칼슘은 혈관에 끼어 혈관을 석회화시키고, 이로 인해 동맥경화가 되어 혈관이 막히면 혈압이 오르게 된다. 또 조직, 인대, 활액낭, 관절 등에 끼어 염증을 일으키고 오십견의 요인이 될 수 있으며, 뼈가시 혹은 뼈돌기가 생기게 된다. 뼈가시는 주로 척추에 잘 생기고 뾰족하게 자라면 앞의 혈관을 찌를 수도 있다.

• 칼슘(calcium)이 흡수되려면 마그네슘이 있어야 하므로, 칼슘과 마그네슘이 이상적인 2:1 비율로 들어 있는 것이 소장벽에서 흡수가 잘된다. 또 칼슘의 흡수를 도와주고 뼈에 필요한 것들로는 비타민 D, K, 붕소(Boron)가 있다. ■

구연산칼슘과 능금산칼슘

칼슘의 흡수율은 위산에 의해 좌우되기 때문에 사람마다 흡수율이 다르다. 칼슘은 위산에 의해 이온화되고, 이온화된 칼슘은 산도가 높은 십이지장에서 비타민 D에 의해 흡수된다. 이때 산도가 최상일 때는 30%까지 흡수할 수 있으나 위산 분비가 적은 사람은 4% 정도밖에 흡수하지 못한다.

▶ 60세 이상 남자의 약 ⅓, 폐경 여성의 약 ½이 위산 부족에 시달린다.

이처럼 위산이 부족한 사람들은 위산이 적어도 흡수가 잘되는 구연산칼슘(calcium citrate)이나 능금산칼슘(calcium malate)을 복용해야 한다. 구연산칼슘과 능금산칼슘은 이미 이온화되어 용해가 잘되므로, 위산이 적은 사람도 최대 45%까지 흡수된다. 또 납, 중금속 등의 독성도 없다.

탄산칼슘

굴껍질로 만든 탄산칼슘(calcium carbonate)은 4%밖에 흡수되지 않는다. 탄

■ 비타민 D는 햇볕을 쬐면 피부에서 콜레스테롤을 이용해 만들어진다. 햇볕은 자외선이 적은 아침나절에 20~30분가량 쬐는 것이 좋다.

산칼슘과 뼈를 갈아 만든 칼슘은 납, 중금속 함량이 많아 뇌와 신장을 상하게 하며, 특히 어린이에게 해를 주어 지능이 떨어지고 범죄 성향을 보이게 된다는 연구도 있다. '칼슘 하이드록시아파타이트(calcium hydroxy-apatite)'라는 뼈를 갈아 만든 칼슘 역시 납 함량이 높을 뿐 아니라 제대로 흡수되지 않는다.

복용 방법/주의 사항

연령별 칼슘 복용량

- 0~6개월: 200mg
- 7~12개월: 270mg
- 1~3세: 500mg
- 4~8세: 800mg
- 9~18세: 1,300mg(※ 가장 많이 필요한 시기)
- 19~50세: 1,000mg
- 51세 이상: 1,200mg

※ 이것은 미국인 기준이다. 체구가 작은 사람이나 알칼리성(채식)을 주로 먹는 채식주의자는 이것보다 조금 적게 복용해도 된다.

- 굴껍질로 만든 값이 싼 탄산칼슘(calcium carbonate)은 복용하지 않는 것이 좋다. 굴껍질 탄산칼슘은 변비가 생기고 복부를 팽만하게 하며, 가스가 생기고 하루 12g(12,000mg) 이상을 장기간 복용하면 신장이 칼슘화되고 신부전증이 될 수 있다.
- 어떤 칼슘이든지 흡수가 되려면 위산이 필요하고, 위산이 충분한 상태에서 훨씬 흡수가 잘된다. 위산이 부족한 사람은 탄산칼슘을 섭취할 때 구연산이나 위산 캡슐을 같이 복용하면 칼슘의 흡수를 높일 수 있다.

  ❷ 구연산(citric acid)은 소장에서 칼슘 흡수를 돕고 신석의 생성을 방지해 준다.

- 신석이 잘 생기는 사람은 칼슘을 먹지 않는 것이 좋다고 잘못 알고 있으나, 구연산칼슘(calcium citrate)은 실질적으로 신석이 생기는 것을 억제하므로 오히려 신석 치료에 효과적이다.
- 구연산칼슘은 위산이 적어도 흡수가 잘되므로, 위산 분비가 감소하는 40~50세 전후부터는 구연산칼슘을 복용하는 것이 좋다.
- 골다공증에는 이프리플라본(ipriflavone)이 포함된 골다공증 전문 칼슘을 섭취해야 한다. ☞1권 골다공증 p.153

✖ 칼슘은 한 번에 500mg 이하로 먹을 때 가장 흡수율이 높다. 한꺼번에 1,000mg을 먹는 일은 피해야 한다.

✖ 불면증이 있는 사람은 잠자기 전에, 신석증을 예방하려면 식사 전에 복용하는 것이 좋다. ☞1권 신석증 p.288

✱ 칼슘은 알칼리성이므로 위산을 약화시켜 제산제 역할을 한다. 따라서 위산 부족인 사람은 소화에 지장을 줄 수 있으므로 위산 캡슐을 식사와 함께 복용하는 것이 좋다.

　▶ 위산 과다인 사람은 칼슘을 먹으면 제산제처럼 위산을 중화시켜 속이 편해지고 소화가 잘된다. 하지만 나이가 들면 위산 과다인 사람은 거의 드물다.

plus+

칼슘의 흡수율은 위산에 의해 좌우되기 때문에 사람마다 다르다.

43 칼슘글루카레이트

Calcium D-Glucarate

칼슘그루카레이트는 핑크자몽, 사과, 브로콜리, 브뤼셀양배추, 체리 등의 과일과 야채에서 추출한 천연성분으로, 독소와 발암물질을 제거하는 데 효과적이다. 또한 스트레스나 여성호르몬 과잉으로 인한 비만 등에도 도움을 준다.

암을 예방하기 위해서는 매일 7~10공기에 해당하는 과일과 야채를 먹어야 하는데, 결코 쉽지 않은 일이다. 칼슘글루카레이트(calcium d-glucarate)는 핑크자몽, 사과, 브로콜리, 알팔파(alfalfa), 브뤼셀양배추(brussel sprouts), 체리, 살구 등의 과일과 야채에서 추출한 천연성분(glucaric acid)이므로, 암 예방과 개선뿐 아니라 야채, 과일을 잘 먹지 않는 사람에게도 필요하다.

효과

칼슘글루카레이트는 심한 스트레스와 과로로 인한 코티솔호르몬 과잉, 스테로이드 약품의 독성, 환경오염물질의 독소와 발암물질을 제거하는 데 효과적이다. 이러한 독소가 몸에 들어오면 간에서 1단계 해독작업으로 독성을 감소시키고, 2단계에서는 독소를 수용성으로 만들어 대소변으로 배출시키는데, 칼슘글루카레이트는 2단계 작업에 참여하는 중요한 성분이다. 그리고 항암제의 독성을 제거하는 데도 쓰인다.

- 과잉된 여성호르몬을 낮추는 역할도 하여 여성호르몬 과다로 생기는 유방암 치료에 중요하게 쓰인다. 또 자궁암, 난소암, 월경불규칙, 월경전증후군, 폐경기 증상, 전립선 비대, 전립선암의 예방과 치료에도 사용된다. 그 밖에 여성호르몬 과잉으로 인한 비만, (스트레스로 인한) 코티솔호르몬 과잉으로 비롯된 비만에도 응용된다.

연구 결과

- 동물실험에서 유방암 증식을 30% 감소시키고, 여성호르몬 수치를 23% 감소시켜 유방암, 자궁암, 난소암의 발생을 억제하는 것으로 밝혀졌다.

  ❍ 특히 암 가족력이 있는 여성은 야채, 과일을 많이 먹고 칼슘글루카레이트를 복용할 것을 권한다. 한편, 가슴이 크고 살이 통통하게 찐 여성이 칼슘글루카레이트와 딤(DIM)을 다이어트 프로그램에 추가하면 살 빼는 것이 훨씬 수월해진다.

◆ 관련 질병 ◆

- 독소 제거
- 비만
- 암
- **여성호르몬 우세**
- **전립선 비대**

43 **칼슘글루카레이트**가 위 질병에 전체적으로 도움을 주지만, 각 질병의 세부적인 자연의학 치료법은 〈1권〉의 해당 질병을 보시기 바랍니다.(저자 주)

- 15주간의 동물실험에서 발암물질(DMBA)을 투여하여 유방암이 1cm가량 자란 쥐에게 칼슘글루카레이트(calcium d-glucarate)를 복용시켰더니, 여성호르몬(에스트로겐) 수용체를 48%나 감소시켜 유방암의 증식이 감소되었다.
- 유럽에서 실시된 쥐 실험에서는 암 성장을 반전시켜 암의 크기를 20% 축소시켰다. 다른 실험에서는 발암물질을 투여한 쥐의 암 발생률을 70% 이상 감소시켰는데, 이러한 작용은 여성호르몬(에스트로겐)을 감소시키기 때문인 것으로 밝혀졌다. 또 다른 연구에서는 유방암 암세포의 분열을 초기 단계에서 28% 감소시켜, 암으로 진전하는 확률을 처음부터 억제하는 것으로 나타났다.
- 발암물질인 벤조피렌(benzopyrene)을 먹여 폐암에 걸리게 한 생쥐의 폐암을 효과적으로 억제하였다. 이것은 발암물질이 세포의 DNA에 붙는 것을 70% 감소시킨 결과로 분석되었다.

  > ▶ 벤조피렌은 담배에 들어 있는 강력한 발암물질이므로, 칼슘글루카레이트가 흡연자의 폐암 예방에도 효과가 있을 것으로 추정된다.

- 쥐에게 발암물질(azoxymethane)을 투여하여 대장암에 걸리게 한 후 칼슘글루카레이트를 복용시켰더니, 암 사이즈와 발생률, 전이율이 현저하게 감소했다. 간암과 방광암에 대한 연구 결과는 아직 확실하게 나오지 않았으나, 연구팀들은 같은 효과가 있을 것으로 추정하고 있다.
- 피부암과 전립선암이 크게 억제되고 암 수치도 감소하여, 여러 암 치료와 예방에 중요한 역할을 하는 것으로 연구되었다.
- 나쁜 콜레스테롤을 떨어뜨렸고, 좋은 콜레스테롤에는 변화가 없었다.

복용 방법/주의 사항

• 예방용으로는 하루에 400mg, 발암물질 독소 제거용으로는 하루에 2,000~4,500mg이 적당하다.

✖ 칼슘글루카레이트는 매우 안전한 성분으로, 하루 10,000mg을 복용시킨 연구에서도 부작용이 보고되지 않았다. 하지만 임신부와 수유모는 복용하지 않는 게 안전하다.

44 케르세틴
Quercetin

케르세틴은 강력한 항산화제이며 내추럴 항히스타민제로서, 히스타민의 생성과 분비를 억제하고 항염작용을 하며 알레르기를 억제한다.

케르세틴(quercetin)은 과일의 색소인 플라보노이드(flavonoid)로 강한 약효가 있다. 케르세틴이 많은 것으로는 양파, 사과, 녹차, 딸기 종류, 케일, 견과류 등이 있으며 깅코(ginkgo: 은행엽)에도 많이 들어 있다.

효과

• 꽃가루 알레르기와 음식 알레르기에 항히스타민제로 쓰인다. 그리고 항염작용이 있어 비염, 관절염, 크론스장염, 궤양성대장염에 많이 쓰인다. 또 위장의 헬리코박터균 성장을 억제하여 위궤양에 사용되고, 항암약의 독성으로부터 신장세포를 보호해 주는 작용도 한다.

• 백내장을 강력히 억제하는 작용이 있으며 당뇨로 인한 안구 질환, 신장 질환, 신경 질환에도 효과적이다.

연구 결과/사례

• 케르세틴은 강력한 항산화작용이 있다. 나쁜 콜레스테롤이 산화되어 혈관벽을 상하게 하여 죽상동맥경화가 되는 것을 방지해 준다. 또 혈전이 생기는 것을 방지하여 심장마비나 중풍을 예방하는 데 도움을 준다.

> ▶ 케르세틴 같은 플라보노이드를 많이 먹을수록 심장병으로 사망하는 비율이 감소한다는 연구가 있다. 플라보노이드는 포도씨와 빌베리(bilberry) 등 베리 종류에 많다.

• 동물실험에서 암을 억제하고 항암약의 독성으로부터 보호해 주는 작용을 했다. 또 고용량을 주었을 때 점막 생산을 증가시켜 위궤양을 개선시키는 것으로 나타났다.

• 최근 연구에서 비세균성 전립선염 환자 30명에게 케르세틴 500mg을 하루 2번씩 한 달간 복용하게 했더니, 67%의 환자가 최소 25%의 효과를 나타냈다. 또 브로멜레인(bromelain)과 같이 복용하게 했더니 82%의 환자가 최소 25%의 효과를 보였다.

📋 꽃가루 때문에 천식이 도졌다는 여성 환자에게 케르세틴 1,500mg을 권했다. 이틀 후 아무 효과가

◆ **관련 질병** ◆

• **관절염**(퇴행성 관절염)
• **대장염**
• **방광염**
• **백내장**
• **심장병**
• **아토피성 피부염**
• **암**
• **음식 알레르기**
• **위·십이지장궤양**
• **위염**
• **잇몸병, 치주염**
• **천식**
• **통풍**
• **항산화, 항염, 항히스타민**
• **혈액순환**

44 케르세틴이 위 질병에 전체적으로 도움을 주지만, 각 질병의 세부적인 자연의학 치료법은 〈1권〉의 해당 질병을 보시기 바랍니다.(저자 주)

없다고 하여 용량을 2배로 올려 하루 3,000mg씩을 복용하게 했더니, 하루 만에 증상이 가라앉기 시작했다. 그 후 하루 1,500mg을 복용하게 했더니 천식이 재발되지 않았다.

복용 방법

급성염증에는 500~1,000mg씩 하루 3번, 일반적인 예방에는 하루 500~1,000mg씩 복용한다.

✖ 부작용은 없으나 임신부와 수유모는 장기 복용에 대한 연구 결과가 나오지 않았으므로 복용하지 않는 것이 좋다.

이 책에서 '임신부나 수유모는 장기 복용 연구 결과가 나올 때까지 복용을 금한다'는 문구를 자주 볼 수 있을 것이다. 현실적으로 임신부나 수유모를 대상으로 임상을 할 수 없기 때문이다. 임신부나 수유모는 오메가-3오일과 비타민, 미네랄, 임신부용 제품 외에는 복용하지 않는 편이 좋다.

45 코엔자임큐텐(코큐텐)

Coenzyme Q10(CoQ10)

코큐텐은 전신세포에서 에너지를 생산하는 데 필요한 점화제와 같은 효소로서, 이것이 부족하면 가장 먼저 심장 기능이 저하되고 부정맥이 오게 된다. 일본에서는 심기능부전 처방약으로 사용하고 있다.

코엔자임큐텐(coenzyme Q10)은 줄여서 코큐텐(CoQ10)이라고 부르기도 한다. 1978년 피터 미셸(Peter Michell)은 인체의 전신세포에서 코큐텐이 어떻게 에너지를 생산하고, 어떻게 심장병에 작용하는지를 발견하여 노벨상을 받았다. 일본에서는 1974년부터 심기능부전 처방약으로 사용하고 있다.

효과

코큐텐(CoQ10)은 전신세포에서 에너지를 생산하는 데 필요한 점화제와 같은 효소로서 에너지를 생산한다. 따라서 잠시도 쉬지 않고 뛰어야 하는 심장근육에 가장 많이 필요하며, 이 효소가 부족하면 제일 먼저 심장 기능이 저하되고 부정맥이 오게 된다. 코큐텐은 심장세포, 신경세포뿐만 아니라 전신세포를 보호해 주며 혈관의 기능을 좋게 하고, 혈관을 이완시켜 혈압을 적절하게 낮추어 준다. 또 맥박이 너무 빠르거나 느리지 않게 조절해 준다.

◆ 관련 질병 ◆

• 고혈압
• 당뇨
• 부정맥
• 불임증
• 비만
• 심장병
• 잇몸병, 치주염
• 항산화
• 협심증

• 협심증은 관상동맥 혈관벽에 콜레스테롤이 쌓여 죽상동맥이 되었거나, 관상동맥 혈관이 수축하여 심장근육에 산소 공급이 순조롭지 않아 심장이 조이는 듯하고 가슴이 눌리는 듯 답답해지는 병이다. 이런 경우 심장으로 가는 혈관만 막힌 것이 아니라 전신의 혈관이 모두 막혀 가고 있는 것으로, 단지 심장에서 가장 먼저 증상이 나타났을 뿐이다. 코큐텐은 콜레스테롤의 산화를 억제하여 죽상동맥경화가 되는 것을 방지해 준다. 근본적인 치료를 위해서는 혈관벽에 붙은 콜레스테롤을 청소해야 하므로 브로멜레인을 같이 읽어 보기 바란다.

☞ 브로멜레인 p.80

• 코큐텐은 부정맥의 심장박동 전기스파크를 일정하게 조절해 주는 작용이 있다.

  ▶ 코큐텐처럼 심장 기능과 부정맥에 꼭 필요한 미네랄로는 마그네슘, 칼륨(포타슘), 칼슘이 있다.

• 코큐텐은 항산화작용이 강하여 노화 방지에도 중요하게 쓰인다. 나이가 들면 코큐텐 생산이 감소하여 암, 심장병이 생기고 기운이 떨어져 노쇠해지기 때

45 **코엔자임큐텐**이 위 질병에 전체적으로 도움을 주지만, 각 질병의 세부적인 자연의학 치료법은 〈1권〉의 해당 질병을 보시기 바랍니다.(저자 주)

문에 노화 방지를 위해 우선적으로 보충해 주어야 하는 효소이다. 특히 운동으로 인한 유해활성산소의 세포 손상과 노화 피해▪를 중화시키는 항산화작용을 하므로, 운동을 할 때는 코큐텐(CoQ10)을 꼭 복용하는 것이 좋다.

• 당뇨가 있는 사람은 코큐텐 수치가 낮은 것으로 나타나, 일반인들보다 코큐텐 등 항산화제 보충이 더 필요하다.

• 잇몸병이 있는 사람의 잇몸에는 대개 코큐텐이 현저히 결핍되어 있다. 코큐텐은 잇몸으로의 산소 공급을 증가시키고 면역을 올려 준다. 또 잇몸의 박테리아들을 억제하여 잇몸 염증을 가라앉혀 준다.

1권 잇몸병 p.396

연구 결과

• 이탈리아에서 2,644명을 대상으로 진행한 연구 결과를 비롯해 여러 가지 연구에 의하면, 코큐텐이 부족할수록 심장병이 악화되며, 심장병 치료에 코큐텐을 추가하면 심장약의 복용 용량을 줄일 수 있는 것으로 나타났다.

• 코큐텐은 지방을 에너지로 전환시키는 데 필수적인 효소이다. 비만인

▪ 운동을 하면 산소를 많이 쓰고 대사를 많이 하므로 활성산소가 더 많이 생기고, 운동이 과하면 노동이 되어 피곤해지고 몸을 상하게 된다. 몸에서 항산화제가 생산되어 활성산소의 피해를 중화시키지만, 나이가 들수록 항산화제의 생산 능력이 감소한다. 따라서 나이가 들면 운동을 무리하게 하여 노동이 되게 하면 안 된다. 자기 체력의 60%를 쓰는 수준에서 하는 것이 좋다.

사람의 52%는 코큐텐 수치가 낮은 것으로 나타났으며, 9주 동안 칼로리가 낮은 식사를 하면서 코큐텐을 복용하게 한 결과, 코큐텐 수치가 낮은 그룹은 13.5kg, 수치가 정상인 그룹은 5.8kg이 빠졌다. 즉, 코큐텐 수치가 정상인 사람보다 낮은 사람에게 복용 효과가 훨씬 크다는 결론이다.

- 일본의 임상연구에 따르면, 코큐텐이 췌장에서 인슐린을 분비하는 베타세포의 기능을 좋게 하여 성인당뇨 환자의 혈당을 떨어뜨리는 것으로 나타났다. 단, 소아당뇨에는 변화가 없었다.

- 코큐텐은 정자가 헤엄치는 데 필요한 에너지를 생산해 주고, 유해활성산소로부터 정자의 손상을 보호해 주는 것으로 나타났다.

☞1권 남성 불임증 p.248

복용 방법/주의 사항

- 코큐텐은 전신세포에서 생산되며 주로 간에서 만들어진다. 간에서 코큐텐이 생산되려면 비타민 C, B_2, B_3, B_5, B_6, B_{12}, 엽산이 필요하므로, 질 좋은 종합비타민 복용은 매우 기본적인 항목이라 할 수 있다.

- 효과를 볼 수 있는 권장 복용 용량은 하루 50~200mg이다. 잇몸병에는 100~150mg, 심장병이나 암 등의 중병이 있을 때에는 300~400mg을 복용한다. 식사와 함께 복용해야 흡수가 잘된다.

- 항암약이나 혈압약, 콜레스테롤 처방약, 항우울제는 코큐텐의 생산을 감소시키므로, 이런 약을 복용하는 사람은 코큐텐(CoQ10)을 충분히 보

충해 주는 것이 좋다. 하루 100~200mg이 적당하다.

• 실내온도(섭씨 15~30도)에 보관한다. 30도가 넘는 더운 날에는 냉장고에 보관한다.

✖ 혈당을 강하시키므로 당뇨약을 복용하는 사람은(혈당을 검사하면서) 당뇨약의 용량을 줄일 수 있다.

✖ 임신부나 수유모는 아직 연구 결과가 나오지 않았으므로 복용하지 않는 것이 안전하다.

plus+

항암약이나 혈압약(베타 차단제Beta Blocker)들, 특히 프로파노롤 (Propanolol), 스타틴(Statin) 종류의 콜레스테롤 처방약과 심바스타틴 (Simvastatin: 고지혈증약), 프라바스타틴(Pravastatin: 콜레스테롤약), 항 우울제 등은 코큐텐의 생산을 감소시키므로, 코큐텐을 충분히 보충해 주어야 한다.

46 크랜베리
Cranberry

크랜베리에 들어 있는 과당 성분은 대장균(E. Coli 박테리아)이 방광 내벽에 붙는 것을 방지한다. 따라서 방광염, 요도염, 만성 신장염으로 항생제를 복용하는 사람이 크랜베리를 같이 복용하면 치료효과가 더 빠르다. 비타민 C가 많아 정맥류와 백내장에도 쓰이는 전통적인 약초이다.

크랜베리(cranberry)와 같은 딸기 종류는 혈관의 탄력을 좋게 하여 염증을 일으키는 물질이 관절로 유입되는 것을 방지하여 염증을 억제한다. 또 항산화작용이 강하여 유해활성산소에 의한 손상을 방지하며, 콜라겐을 분해하는 효소를 억제하고 콜라겐섬유를 강하게 해 준다. 야생 블루베리(wild blueberry), 야생 빌베리(wild bilberry), 엘더베리(elderberry), 라즈베리(raspberry)도 비슷한 효과가 있다.

효과

- 관절염에 크랜베리 같은 딸기과 열매를 하루에 1컵 정도 먹으면 염증이 가라앉고 콜라겐 조직을 건실하게 하는 데 매우 효과적이다.
- 녹내장에도 신선한 야채, 과일을 많이 먹고 특히 비타민 C가 많은 귤 종류, 브로콜리, 토마토, 빨강 피망, 시금치와 크랜베리, 빌베리, 블루

베리, 라즈베리 등 딸기 종류를 많이 먹으면 좋다. 이들은 비타민 C의 효과를 증강시키며, 항산화작용이 매우 강하여 모세혈관과 콜라겐 조직을 탄력 있게 해 준다.

• 크랜베리는 소변을 산성으로 만들어 주어 방광염에도 좋은데, 대장균이 방광과 요도점막에 붙지 못하게 해 준다. 방광염에는 크랜베리 주스나 캡슐을 복용하여 대장균이 방광벽점막에 붙지 못하게 해야 하며, 설탕을 피해야 한다.▪ 여성호르몬 부족 증상이 있는 사람도 방광염에 잘 걸리므로 크랜베리를 복용해야 한다.

여성호르몬 부족 증상 ⟿1권 폐경기 p.481

• 크랜베리 주스는 소변의 칼슘양을 감소시켜 신석증을 예방해 주지만, 주스에는 대개 설탕이 많이 들어 있으므로 주스보다는 캡슐로 된 것을 권한다.

◆ 관련 질병 ◆

♦ 관절염(퇴행성 관절염)
♦ 녹내장
♦ 방광염, 요도염
♦ 신석증
♦ 항산화

▪ 설탕, 꿀, 과일주스 등은 면역을 억제하여 감염에 잘 걸리게 되고 염증을 치료하는 데도 방해가 된다. 물을 하루에 1,500cc 이상 마셔 소변으로 방광과 요도의 박테리아를 씻어 내야 한다.

46 크랜베리가 위 질병에 전체적으로 도움을 주지만, 각 질병의 세부적인 자연의학 치료법은 〈1권〉의 해당 질병을 보시기 바랍니다.(저자 주)

복용 방법/주의 사항

• 부작용이 없으며, 캡슐로 된 크랜베리를 복용하는 것이 간편하다.

• 방광염 예방과 치료를 목적으로 크랜베리(cranberry) 주스를 마실 경우에는 설탕이 들어가지 않은 것으로 마셔야 한다.

크랜베리는 미국 인디언들이 수백 년 동안 방광염, 요도염 치료에 사용해 온 약초로서 방광염, 요도염을 일으키는 대장균(E-coli)이 요도나 방광벽에 붙지 못하고 소변으로 배출되도록 도와준다.

47 크로미움
Chromium

크로미움은 혈당과 콜레스테롤을 강하시키고 죽상동맥경화를 방지하는 등 혈당 대사에 있어 매우 중요하다. 서구식 식단에는 대체로 크로미움이 결핍되어 있으며, 정제된 흰 밀가루, 백미, 당분을 먹으면 크로미움이 감소하고 운동을 하지 않아도 감소한다.

크로미움(chromium)은 세포의 인슐린에 대한 민감도(insulin resistance)를 높여 혈당이 세포 내로 잘 들어가게 한다. 또 공복혈당치를 낮춰 주고 인슐린 수치를 감소시키며 인슐린 수용체의 수를 늘려 준다(당뇨환자는 이런 작용이 순조롭지 않아 혈관 안의 혈당이 높아지는 것이다). 또한 크로미움은 콜레스테롤과 중성지방을 낮추고 좋은 콜레스테롤(HDL)은 높여 준다.

효과

• 당뇨 환자는 크로미움 수치가 보통 사람보다 40%가량 낮으며, 혈당이 올라가 칼로리가 열량으로 소모되지 못하고 살이 찌게 된다.

• 단것을 몹시 먹고 싶어 하는 사람들이 있는데, 이는 혈당 대사가 잘 안 되어 저혈당이 되기 때문이다. 이들은 본능적으로 단것을 찾게 되고 단것을 먹으면 즉시 저혈당이 해소되지만, 인슐린을 증가시켜 당

뇨가 되기 쉽고 비만하게 된다. 이 경우 크로미움을 복용하면 약 4주 후부터 단것을 덜 찾게 된다.

- 건선 환자는 대체로 정제된 설탕 종류와 흰 빵, 백미를 즐겨 먹어 인슐린과 혈당이 높으므로, 혈당을 내리는 크로미움이 부족할 수 있다.

- 크로미움은 녹내장에도 효과가 있다. 설탕 등의 고혈당은 콜라겐 조직을 심하게 상하게 하며, 특히 모세혈관이 많은 안구와 신장을 상하게 한다. 당뇨 환자가 녹내장과 신장합병증에 잘 걸리는 이유를 여기에서도 발견할 수 있다. 400명을 대상으로 한 연구에서 비타민 C나 크로미움이 부족하면 안압이 높아지는 것으로 나타났다.

- 크로미움은 인슐린의 민감도를 높여 혈당 대사를 증진시킴으로써 피부당뇨라 할 수 있는 여드름 치료에도 효과를 발휘한다.

연구 결과

- 최근 중국에서 나온 연구 결과를 보면, 5~8년 성인당뇨병 병력이 있는 180명의 당뇨 환자에게 크로미움 200mcg과 1,000mcg을 복용하게 했더니 혈당과 콜레스테롤 수치가 크게 떨어졌으며

◆ 관련 질병 ◆

- 녹내장
- 당뇨
- 여드름

47 **크로미움**이 위 질병에 전체적으로 도움을 주지만, 각 질병의 세부적인 자연의학 치료법은 〈1권〉의 해당 질병을 보시기 바랍니다.(저자 주)

1,000mcg을 복용한 환자들이 더 큰 효과를 본 것으로 나타났다. 그러나 이 연구는 완벽하게 디자인이 된 연구가 아니었다는 결점이 지적되었다. 가장 디자인이 잘되었다는 미국 연구에서는 200mcg은 효과가 없었고, 400mcg 이상이었을 때 효과가 있었다. 하지만 별다른 효과를 발견하지 못한 연구도 있어서 연구 결과가 엇갈리고 있다. 중국의 연구 결과를 존중하지만 중국인이 크로미움 결핍증이 더 많은 것이 아닌가 추정되기도 하며, 더 많은 연구가 필요하다는 입장이다.

• 콜레스테롤에 관한 연구 중에는 크로미움(chromium) 200mcg을 일정기간 복용시킨 결과, 나쁜 콜레스테롤(LDL)은 현저히 감소하고 좋은 콜레스테롤(HDL)은 변화가 없었다는 결과가 있다. 또 다른 연구에서는 고혈압약(Beta blocker)을 복용하는 환자에게 600mcg을 복용하게 했더니 좋은 콜레스테롤이 증가하였다.

• 6주 동안 크로미움을 복용시킨 결과, 뚜렷하게 지방이 감소하고 근육은 증가했다는 결과가 있으나, 다른 연구에서는 비만을 감소시킨다는 부분에서 부정적인 결과를 얻었다.

• 비만이면서 가족력에 당뇨가 있는 사람 29명에게 크로미움을 하루 1,0000mcg씩 4개월간 복용시켰더니, 인슐린에 대한 민감도가 40%나 증가한 것으로 나타나, 혈당이 세포 내로 잘 들어가고 있다는 것을 보여 주었다.

• 두 가지 시험관 실험에서 크로미움이 세포를 돌연변이로 만들 수 있다는 연구 결과가 있었으나 인체실험이 아니었다. 다른 연구에서 쥐에게 크로미움을 사람의 하루 권장량(50~200mcg)의 수천 배가 되는 고용

량을 5개월간 복용시킨 후 해부해 보니 장기, 간, 신장에 아무 이상이 없었다는 보고도 있다.

- 동물실험에서 운동이 조직의 크로미움 수치를 증가시키고, 소아당뇨 환자의 인슐린 수용체 수를 증가시키는 것으로 나타났다.

복용 방법/주의 사항

- 하루 안전 권장량은 50~200mcg이다. 건선은 하루 400mcg, 여드름 과 녹내장 환자는 하루 200~400mcg이 적당하다. 크로미움은 종합 당뇨제품에 대개 200mcg가량 포함되어 있으므로 따로 추가할 필요는 없다.
- 크로미움은 200mcg 이상씩 장기 복용하면 부작용이 생길 수 있으므 로 주의해야 한다. 하루 500mcg씩 6주간 복용하고 신기능부전이 된 여성이 있고, 하루 1,200~2,400mcg씩 4~5개월 복용하고 신기능부 전이 되었다는 보고도 있다.

✖ 임신부나 수유모는 200mcg 이상 복용하지 말아야 하며, 저혈당이 있는 사람은 혈당을 더 내릴 수 있으므로 주의해야 한다.

48 키토산
Chitosan

키토산은 새우, 게의 갑각류 껍질에서 추출한 셀룰로즈 같은 키틴(chitin)에서 만들어진다. 육류나 기름진 음식을 많이 먹는 사람의 지방 흡수를 줄여 준다.

키토산(chitosan)은 담즙산과 결합하여 콜레스테롤을 내린다. 또 소장에서 지방을 캡슐 중량의 5배나 흡수하여 대변으로 배출시키므로 지방 흡수를 방해하는 역할도 뛰어나다.

효과

• 육류를 즐겨 먹거나 기름진 음식을 먹는 사람은 식사 때마다 키토산을 먹어 지방의 흡수를 방지할 수 있다. 키토산은 셀룰로즈(cellulose) 같은 섬유질이라 장에서 소화흡수 되지 않고, 지방을 흡수하여 거의 대변으로 배출된다.

• 키토산은 요소(urea: 오줌 속에 들어 있는 질소 화합물)와 암모니아를 흡수하는 작용이 있어 신장 질환에도 효과적이다.

• 키토산은 죽상동맥경화를 방지하는 작용이 있으며, 상처를 빨리 낫게

해 주고 당뇨와 간을 보호해 준다는 연구 결과까지
있다.

연구 결과

• 몇 가지 동물실험에서 키토산은 놀랄 만큼 콜레스
  테롤과 나쁜 콜레스테롤(LDL)을 낮추었다. 어떤 연
  구에서는 좋은 콜레스테롤(HDL)을 올리는 것으로
  나타났다.

• 인체실험에서는 동물실험만큼은 아니지만 여전히
  좋은 결과를 보였다. 키토산을 하루 2,400mg씩 복
  용시킨 그룹에서는 가짜 약(placebo)을 복용시킨 그
  룹보다 현저하게 나쁜 콜레스테롤(LDL)이 감소했
  다. 전체 콜레스테롤과 좋은 콜레스테롤(HDL)은 크
  게 감소하지 않았고, 중성지방은 약간 증가하였다.

• 만성 신부전증에 걸린 동물실험에서 키토산은 혈중
  요소질소화합물(urea nitrogen ; BUN)과 크리아틴(creatine)
  의 수치를 감소시켰으며(BUN과 크리아틴은 체내 대사 노
  폐물로서 낮을수록 좋다), 빈혈을 개선하고 생존기간도
  크게 연장시켰다.

• 만성 신부전증을 앓는 환자 80명을 대상으로 하루
  에 4,000mg씩 4주간 복용하게 한 실험에서, BUN

◆ 관련 질병 ◆

• 만성 신부전증
• 비만
• 콜레스테롤
• 통풍

48 **키토산**이 위 질병에 전
체적으로 도움을 주지만, 각
질병의 세부적인 자연의학
치료법은 〈1권〉의 해당 질
병을 보시기 바랍니다.(저자
주)

과 크리아틴 수치가 현저하게 떨어졌다. 또 12주간 복용시켰더니 전체적인 건강 상태와 식욕, 수면 상태가 뚜렷이 개선되었다. 아울러 전체 콜레스테롤도 크게 감소하였으며 헤모글로빈은 증가하였다.

- 죽상동맥경화에 걸린 쥐 실험에서 20주 동안 사료의 5%에 키토산(chitosan)을 섞어 주었더니, 그렇지 않은 쥐에 비해 42~50%나 죽상동맥경화를 억제하여 큰 효과를 보였다. 콜레스테롤도 65%나 감소시키는 것으로 나타났다.

- 성인당뇨에 걸린 정상 체중의 동물에게 키토산을 주었더니 혈당, 콜레스테롤, 중성지방이 크게 감소하였다. 하지만 비만 동물실험에서는 같은 결과를 얻지 못했다.

- 상처에 바르면 상처가 빨리 회복되었고, 독소로부터 간을 보호하는 기능도 보였다.

- 51명의 비만 여성에게 하루 2,400mg씩 8주간 복용시켰으나 체중이 뚜렷하게 감소하지는 않았다. 그러나 키토산은 소장에서 지방의 흡수를 억제하므로 육식을 즐기는 사람들의 체중 증가를 억제할 수 있다.

- 키토산의 항암작용, 위궤양 개선, 면역 증강, 소화 촉진 효과에 대해서는 아직 충분한 데이터가 부족하다.

복용 방법/주의 사항

• 육식을 할 때 지방의 흡수를 억제하려면 식전에 복용한다.

✖ 키토산은 지방과 결합하여 흡수를 억제하므로 지용성 비타민 A, D, E, K와 카로티노이드(lycopene, lutein), 플라보노이드(genistein, quercetin, iprifla-vone), 아연 같은 미네랄의 흡수를 방해할 수 있다. 따라서 키토산은 음식, 종합비타민, 이프리플라본(ipriflavone)이 들어 있는 골다공증칼슘, 처방약과 2시간 간격을 두고 복용해야 한다.

✖ 어린이, 임신부, 수유모는 복용을 금한다. 게나 새우 등 갑각류에 알레르기가 있는 사람도 주의가 필요하다.

판테틴

49

Pantethine

판테틴은 전체 콜레스테롤과 나쁜 콜레스테롤을 내려 주고 좋은 콜레스테롤을
높여 주어, 유럽과 일본에서는 콜레스테롤과 중성지방 강하제로 쓰인다.

판테틴(pantethine)은 비타민 B5의 중간매체로서 코엔자임 A(coenzyme A)로
전환되어 에너지를 생산한다. 또 부신피질호르몬을 생산하여 스트레스
를 이기게 해 주며, 신경 전달에 필요한 아세틸콜린(acetylcholine) 생산과
헤모글로빈 생산에도 필수적이다.

효과

- 판테틴은 유럽과 일본에서는 콜레스테롤, 중성지방 강하제로 쓰이며,
  미국에서는 건강보조식품으로 분류된다. 스타틴(Statin) 종류의 콜레스
  테롤 처방약의 효과를 증가시킨다. 단, 유전적으로 콜레스테롤이 높
  은 선천성 고지혈증에는 효과가 없다.
- 전체 콜레스테롤과 나쁜 콜레스테롤(LDL), 중성지방(triglycerides)을 낮춰
  주고 좋은 콜레스테롤(HDL)은 높여 주는 작용이 있으며, 간세포에서

콜레스테롤과 지방산의 합성을 억제한다.

연구 결과

- 여러 가지 연구에서 판테틴을 하루 600~1,200mg 씩 3~6개월간 복용시켰더니, 전체 콜레스테롤과 나쁜 콜레스테롤(LDL), 중성지방을 현저하게 낮추고 좋은 콜레스테롤(HDL)을 크게 높였다.

- 당뇨 환자에게 하루 600mg씩 복용하게 했더니, 중성지방이 37% 감소했다. 지금까지의 모든 연구를 종합해 보면 전체 콜레스테롤을 15~25%, 중성지방을 25~40% 낮추어 주었다.

- 혈소판막의 콜레스테롤을 낮추어 혈소판 표면이 끈적이지 않게 해 줌으로써 혈소판이 서로 응집되는 것을 억제하여 동맥경화를 방지해 주는 작용이 있다.

- 여러 가지 동물실험에서 판테틴은 안구의 렌즈가 뿌옇게 되는 백내장의 진전을 억제하였다. 하지만 뿌연 렌즈를 맑은 쪽으로 되돌리지는 못했다.

- 동물실험에서 여러 가지 독소에 의한 간 손상을 방지해 주었다. 그리고 알코올 독소인 아세트알데하이드(acetaldehyde)를 감소시켜 음주 후의 간을 보호해

◆ 관련 질병 ◆

- 백내장
- 심장병
- 콜레스테롤

49 **판테틴**이 위 질병에 전체적으로 도움을 주지만, 각 질병의 세부적인 자연의학 치료법은 〈1권〉의 해당 질병을 보시기 바랍니다.(저자 주)

주고 숙취 해소에 도움을 주는 것으로 나타났다.

- 탈모와 흰머리 생기는 것을 방지하고 운동능력을 증강시킨다는 증거
는 입증되지 않았다.

복용 방법/주의 사항

- 용량은 하루 600~1,200mg을 나누어 복용한다.
- 하루 1,200mg까지는 별 부작용이 없으나, 간혹 뱃속이 불편해지는
경우가 있다.
- 판테틴은 폴리코사놀(policosanol)과 함께 복용하면 효과가 더욱 증강된
다. ☞ 폴리코사놀 p.276

✖ 임신부나 수유모는 복용을 금한다.

plus+

중년이 되면 혈액순환에 문제가 생기기 시작할 때이므로 혈관 관리에 특히 신경을 써야 한다. 아스피린을 대신할 수 있는 브로멜레인이나 폴리코사놀 중 한 가지와 콜라겐, 플라보노이드(Flavonoid) 등을 복용하면 도움이 된다. ☞1권 중년을 위한 자연치료제 p.89

포도씨 추출물

50

Grape seed extract

포도씨 추출물은 항산화작용이 뛰어나 간을 좋게 하고 동맥경화나 중풍 등을
방지하는 데 도움을 준다. 혈관 관리와 피부 관리, 노화 방지를 위해 기본적으
로 섭취해 주면 좋다.

포도씨에서 추출한 강력한 항산화제 성분으로 포도씨, 자두, 앵두, 딸
기, 산딸기, 사과 등 검붉은색을 띠는 열매에 들어 있는 프로안토사이아
닌(proanthocyanin)이 풍부하다.

효과

• 포도씨 추출물(grape seed extract)은 비타민 C나 비타민 E보다도 항산화작
 용이 훨씬 강하다. 과산화지질의 산화를 억제하여 심장병을 예방하고
 간을 보호하는 기능이 있다. 또한 항염증작용과 나쁜 콜레스테롤의
 과산화작용을 억제하여 동맥경화를 방지하는 데 도움을 준다.

• 포도씨 추출물은 콜라겐과 탄력섬유의 합성을 촉진하여 혈관의 탄력
 을 좋게 함으로써 뇌출혈로 인한 중풍을 예방하는 데도 도움을 준다.
 또한 모세혈관의 탄력을 좋게 하여 간 조직을 건강하게 하고, 망막증

에도 효과가 있다. 이러한 작용이 비타민 C나 비타민 E보다 훨씬 우수하므로 혈관 관리와 피부 관리, 노화 방지를 위해 기본적으로 섭취해 줄 만하다.

연구 결과/사례

- 실험을 통해 항암작용에 대한 효과가 뚜렷하게 나타났다. 동물실험에서 포도씨 추출물을 피부에 발라 주었더니 피부암 발생률과 증식, 크기가 현저히 억제되었으며 용량이 많을수록 효과가 좋았다. 이러한 작용은 포도씨 추출물이 피부지질의 과산화작용을 억제하기 때문이다.
- 시험관 실험에서 암세포의 자가사망(apoptosis)을 촉진시켜 항암 효과를 나타냈다. 또 다른 시험관 실험에서는 인간의 유방암과 폐암, 위암세포를 크게 억제하였다. 또한 이 실험에서 정상적인 위장점막을 증가시키는 것도 관찰되었다.
- 지질의 과산화작용을 현저하게 억제하여 모세혈관을 보호하고 심장, 대뇌, 간 조직을 보호했다.
- 동물실험에서 뇌세포와 간세포를 활성산소로부터 보호해 주는 작용이 비타민 C, 비타민 E, 베타카로틴보다 훨씬 강한 것으로 나타났다.

◆ 관련 질병 ◆

- 간
- 동맥경화증
- 망막증
- 심장병
- 아토피성 피부염
- 암
- 월경 과다
- 위·십이지장궤양
- 위염
- 잇몸염, 치주염
- 중풍
- 축농증(부비강염)
- 치질
- 통풍
- 피부 노화
- 항산화
- 혈관 탄력

50 포도씨 추출물이 위 질병에 전체적으로 도움을 주지만, 각 질병의 세부적인 자연의학 치료법은 〈1권〉의 해당 질병을 보시기 바랍니다.(저자 주)

- 진통해열제 성분인 아세타미노펜(acetaminophen)을 먹인 쥐의 간세포 사망을 크게 감소시켜 간 보호작용을 보여 주었다. 이 실험에서 포도씨 추출물(grape seed extract)을 7일간 먹인 쥐가 3일간 먹인 쥐보다 큰 효과를 보였다.

- 심근경색의 심근세포 손상에도 효과가 있었으며, 콜레스테롤을 먹인 토끼의 죽상동맥경화를 눈에 띄게 억제하였다.

- 모세혈관의 손상과 혈소판의 응집을 억제하여 말초모세혈관의 혈액순환을 개선하고, 나쁜 콜레스테롤(LDL)의 산화를 억제하여 혈액순환을 좋게 하였다. 기초적인 연구 결과지만, 혈관을 수축시키는 효소(angiotensin converting enzyme; ACE)의 생성을 억제하여 혈관을 이완시킴으로써 혈압을 낮추는 효과도 있다고 보고되어 있다.

- 담배 피우는 사람의 혈액 응고를 크게 억제하였다. 200mg을 복용했을 때가 100mg이나 150mg을 복용했을 때보다 효과가 컸으며, 한 번에 200mg을 먹었을 때 3일 이상 혈액 응고를 억제하였다.

- 다리 정맥염과 만성 하지정맥 순환장애에 효과가 있고, 염증을 해소하는 작용이 있는 것으로 연구되었다.

- 동물실험에서 에이즈에 감염된 동물의 면역을 강화시키고, 백혈구 T 림프세포와 B림프세포, 내추럴킬러세포의 기능을 눈에 띄게 증강시키는 것으로 나타났다.

🩺 40대 중반부터 콜레스테롤이 높아져 운동을 해도 효과가 없다는 환자에게 포도씨 추출물 100mg을 2캡슐씩 3개월간 복용하게 했더니,

콜레스테롤 수치가 210에서 180으로 낮아졌다. 또 포도씨 추출물을 복용하고 나서 피곤이 덜해졌다는 환자도 많았다.

복용 방법/주의 사항

• 일반적인 용량은 하루 50~100mg이며, 질병 개선을 위해서는 하루 150~300mg이 적당하다.

✖ 부작용이 보고된 사례는 없으나, 임신부와 수유모는 복용하지 않는 것이 좋다.

51 포스파타이딜콜린

Phosphatidylcholine

세포막이 건강해야 영양소의 유입과 독소의 배설이 잘되어 몸이 건강하다. 포스파타이딜콜린은 세포막을 건강하게 하는 중요한 성분으로, 부족할 경우 간 질환, 동맥경화, 기억력 감퇴, 암 등에 걸리기 쉽고 세포의 노화와 사망이 빨라진다.

세포가 건강하면 몸도 건강하다. 세포가 건강하면 세포막이 건실하여 영양소가 잘 들어가고 노폐물이 잘 빠져나가 DNA, RNA와 단백질 합성을 포함한 모든 세포의 기능이 좋아지기 때문이다. 반대로 세포막이 부실하면 세포가 노화해 사망하고, 사망하는 세포가 많을수록 신체의 노화가 빨라지게 된다. 포스파타이딜콜린(phosphatidylcholine)은 세포막을 건강하게 하는 중요한 성분이므로, 현대인의 불로초로 꼽히기도 한다.

효과

• 포스파타이딜콜린은 레시틴(lecithin)의 한 성분인 인지질 콜린(choline)으로, 세포막을 형성하고 고쳐 주는 중요한 물질이다. 또한 간을 보호하는 작용이 있고 중요한 신경전달물질인 아세틸콜린(acetylcholine)의 원료이기도 하다. 이것이 부족하면 간 질환, 담석증, 동맥경화, 기억력 감

퇴, 신경 질환, 암 등에 걸리기 쉽고 세포의 노화가 빨라지고 기능이 쇠퇴하여 세포가 사망하게 된다.

• 포스파타이딜콜린은 신경 전달과 두뇌작용에 영향을 미쳐 기억력을 향상시키고 지능이 낮은 환자의 기억력을 증진시킨다. 따라서 공부하는 학생들에게 필요한 성분일 뿐 아니라, 알츠하이머성 치매에도 좋은 영향을 줄 것으로 기대를 모으며 활발한 연구가 진행되고 있다.

> 알츠하이머성 치매는 신경전달물질 성분인 아세틸콜린(acetylcholine)의 결핍에서 오는데, 포스파타이딜콜린은 아세틸콜린의 중요한 성분이다.

• 포스파타이딜콜린은 간 독소를 제거하고 공해, 바이러스, 독버섯 중독, 약의 독성으로부터 간을 보호해 주며 간경화, 담석증, 간염 치료에 중요하게 쓰이는 성분이다. 간 기능을 재생시켜 알코올 중독으로 인한 간섬유화와 간염에도 사용된다. 또 지방의 대사에 관여하여 혈관이나 담, 간과 몸에 축적되어 있는 지방을 분해하는 작용이 있어 지방간에도 효과적이다. 콜레스테롤을 낮추고 세포의 인슐린 민감도를 높여 당뇨에도 도움을 준다.

• 간에서 여성호르몬(estrogen)을 약화시켜 여성호르몬 불균형으로 오는 월경전증후군, 자궁근종, 난소낭

◆ **관련 질병** ◆

• 간 질환
• 기억력 증진
• 난소낭종
• 담석증
• 당뇨
• 암
• 월경전증후군(PMS)
• 유방섬유종
• 자궁근종
• 자궁내막증
• 전립선 비대
• 지방간

51 **포스파타이딜콜린**이 위 질병에 전체적으로 도움을 주지만, 각 질병의 세부적인 자연의학 치료법은 〈1권〉의 해당 질병을 보시기 바랍니다.(저자 주)

종(난소물혹), 유방섬유종, 자궁내막증, 전립선비대증 등의 개선에 도움을 준다. 뿐만 아니라 유방암, 자궁암, 전립선암 등 암 치료와 예방에도 기대를 갖게 하는 연구 결과들이 나오고 있다.

연구 결과/사례

- 8년간 알코올이 함유된 사료를 먹인 원숭이들에게 포스파타이딜콜린(phosphatidylcholine)을 먹였더니 간섬유화와 간경화가 예방되었다. 이와 반대로 포스파타이딜콜린을 복용하지 않은 그룹의 원숭이들은 대부분 간섬유화와 간경화에 걸린 것으로 나타났다.

- 유럽 연구에 의하면 A형과 B형 간염 환자에게 하루 1,800mg의 포스파타이딜콜린을 복용시켰더니 복용하지 않은 그룹보다 간염이 더 빨리 회복되었다. 뿐만 아니라 재발이 감소했으며 간 기능도 빠르게 정상화되었다. 영국에서 진행된 한 연구에서는 만성 활동성 C형 간염 환자들에게 하루 3,000mg씩을 복용시킨 결과, 간염 증상이 크게 완화되었고 몇몇 환자는 조직학적으로 간염의 증거가 완전히 사라진 경우도 있었다.

- 아직 기초 단계의 연구지만, 포스파타이딜콜린이 조증(manic: 정신장애의 하나로 기분이 들떠서 쉽게 흥분하는 상태가 반복됨)에 도움이 된다는 보고도 나와 있다.

- 동물실험에서 포스파타이딜콜린이 부족하면 여러 가지 암에 걸리기 쉬운 것으로 나타났다. 콜린(choline)이 결핍된 먹이를 주면 간암에 걸리

고, 콜린이 많은 먹이를 주면 간암에 걸리지 않는다는 증거가 여러 차례 입증되었다.

🧰 지방간이 있던 50대 남자가 포스파타이딜콜린을 1년 이상 먹고 혈액검사를 해 본 결과, 지방간이 완전히 정상화된 사례가 있다.

복용 방법/주의 사항

용량은 하루 3,000~9,000mg을 나누어 복용한다. 장기 복용해도 부작용이 없으나, 간혹 소화흡수 장애가 있는 사람은 설사를 할 수도 있다.

<table>
<tr><td>52</td><td>

폴리코사놀
Policosanol

</td></tr>
</table>

폴리코사놀은 사탕수수에서 추출한 성분으로, 혈소판 응집을 감소시켜 혈전을
방지하는 작용이 있다. 부작용이 많은 아스피린 대용으로 적합하다.

폴리코사놀(policosanol)은 사탕수수에서 추출한 성분으로, 혈소판 응집을
현저하게 감소시켜 혈전을 방지하는 작용이 있다. 심장병, 중풍 예방용
으로 많은 사람들이 복용하고 있는 아스피린 대용으로 적합하다. 아스
피린은 궤양으로 인한 출혈 등 부작용이 있기 때문이다.

☞ 아스피린 등의 부작용 p.82

효과

간에서 콜레스테롤의 합성을 억제하여 콜레스테롤을 낮추고, 동맥경화
를 억제하는 데 도움을 준다. 또 혈소판의 응집을 감소시켜 혈액을 맑게
해 준다.

연구 결과

• 나쁜 콜레스테롤(LDL)이 160 이상인 환자들을 폴리코사놀 10mg, 처

방약 로바스타틴(Lovastatin) 20mg, 또 다른 처방약 심바스타틴(Simvastatin) 10mg의 3개 그룹으로 나누어 해당 제품을 2달간 복용하게 하였다. 그 결과 폴리코사놀 그룹에서는 24%, 로바스타틴 그룹에서는 22%, 심바스타틴 그룹에서는 15%의 나쁜 콜레스테롤(LDL)이 감소하였다. 또한 폴리코사놀 그룹에서는 좋은 콜레스테롤(HDL)이 현저하게 증가한 반면, 처방약 그룹들은 전혀 증가하지 않아 폴리코사놀이 처방약보다 효과적인 것으로 나타났다.

• 폴리코사놀을 처음 12주 동안 하루 5mg씩, 다음 12주 동안은 하루 10mg씩 복용시켰더니 나쁜 콜레스테롤(LDL)이 각각 18.2%, 25.6% 감소하였다. 또 전체 콜레스테롤은 각각 13%, 17.4% 감소했고, 좋은 콜레스테롤(HDL)은 각각 15.5%, 28.4% 증가하였다. 그리고 중성지방(triglycerides)은 첫 12주간은 변화가 없다가 두 번째 12주에는 5.2%가 감소했다. 이 결과를 보면 하루 5mg보다 10mg을 복용한 그룹이 더 효과가 좋았다.

> 중성지방을 내리는 데는 판테틴(pantethine)을 같이 복용하면 더 효과적이다. ☞ 판테틴 p.264

• 폴리코사놀은 혈전을 방지하는 작용이 있어 폴리코사놀을 하루 20mg씩 먹으면 아스피린을 하루

◆ 관련 질병 ◆

• 심장병
• 아스피린 대용
• 콜레스테롤
• 혈액순환

52 **폴리코사놀**이 위 질병에 전체적으로 도움을 주지만, 각 질병의 세부적인 자연의학 치료법은 〈1권〉의 해당 질병을 보시기 바랍니다.(저자 주)

100mg(베이비 아스피린 1개)씩 먹는 것과 같은 효과가 나타났다. 또한 다리 정맥이 막혀 통증이 있는 사람에게도 효과가 있었으며, 다른 연구에서는 하루 10mg씩 먹으면 심장병 환자의 운동능력이 증가하는 것으로 나타났다.

- 이탈리아에서 진행된 연구에서는 폴리코사놀(policosanol)을 고지혈증 환자에게 하루 10mg씩 8주간 복용시켰으나 콜레스테롤을 내리는 효과가 나타나지 않았다. 또 골든(시리안)햄스터 실험에서도 콜레스테롤을 내리는 효과가 없었다. 하지만 지금까지 4,596명을 대상으로 한 52가지 연구에서는 폴리코사놀이 콜레스테롤 처방약에 가까운 효과가 있음을 입증하고 있어 매우 대조적인 결과를 보였다.

- 최근 폴리코사놀이 어떻게 콜레스테롤 합성을 억제하는가를 보여 주는 연구 결과가 나왔다. 쥐의 간세포를 대상으로 한 연구에서 폴리코사놀은 AMP-kinase를 자극하여 콜레스테롤 합성을 억제하는 것으로 나타났다. 폴리코사놀을 복용한 쥐의 간세포에서 AMPkinase의 인산화(phosphorylation)가 3배나 증가하였다.

> ❯ 이것은 당뇨병에 널리 쓰이는 성인당뇨 처방약 메트포르민(Metformin)의 작용과 원리가 비슷하다. 즉, 메트포르민(Metformin)은 혈당을 내리고 근육으로 혈당을 집어넣어 에너지로 사용하게 하며, 혈중지질(콜레스테롤)을 감소시키고 간에서의 혈당 생산을 억제한다.

폴리코사놀은 메트포르민(Metformin)보다 AMP-kinase의 인산화(phosphorylation)를 증가시키는 작용이 강하기 때문에, 성인당뇨의 혈당을 내리는 데도 효과가 있을 것으로 추정된다. 이에 따라 앞으로 폴리코사놀의 혈당 강하작용에 대한 연구도 활기를 띨 것으로 보인다.

복용 방법/주의 사항

• 처음에는 저녁 식사 때만 5mg을 복용하다가, 점차 점심과 저녁에 각
각 5mg씩 복용하는 것으로 늘려 간다. 과다 복용에 대한 피해 사례는
보고된 것이 없으며, 한 번에 1,000mg을 복용해도 정상인에게는 부
작용이 나타나지 않았다.

• 효과를 보려면 길게는 12주가 걸리기도 하는데, 유전적으로 콜레스테
롤이 높은 사람은 생약제나 약초로도 효과가 잘 나타나지 않는 것으로
보인다. 부작용은 드물며, 있어도 가벼운 편이다. 구굴(guggul)과 함께
복용하면 더 효과적이다. ☞ 구굴 p.30

• 폴리코사놀은 콜레스테롤을 낮추는 작용이 있으므로 콜레스테롤이
높은 사람에게 적합하다. 하지만 브로멜레인(bromelain)처럼 혈관벽에
붙은 찌꺼기를 용해하는 작용은 없으므로, 두 가지를 함께 복용하는
것도 좋은 방법이다. ☞ 브로멜레인 p.80

✖ 어린이, 임신부, 수유모, 수술을 앞둔 환자는 복용을 금한다.

✖ 폴리코사놀이 기운을 내게 해 주고 성 기능을 향상시킨다는 설은 완
전히 낭설이므로 속지 말아야 한다.

✖ 혈액을 묽게 하므로 와파린(Wafarin), 쿠마딘(Coumadin) 같은 항응고제
를 복용하는 사람과 혈우병 환자는 복용에 주의해야 한다.

53 프로폴리스

Propolis

프로폴리스는 입안과 혀의 염증, 독감, 허피스, 에이즈 등을 일으키는 여러 종류의 박테리아, 바이러스, 곰팡이를 살상하여 '자연이 준 천연항생제'라고 불린다. 또 항염·항산화·항암작용을 하며 혈액이 응고되지 않게 하여 혈액순환을 원활하게 해 준다.

프로폴리스(propolis)는 잇몸병, 구강염, 인후염, 편도선염, 어린이들의 급·만성 비염에 효과가 있고 항암 치료에 쓰이기도 한다. 또한 헬리코박터균의 감염과 트리코모나스에 의한 질염에도 효과적이다. 쿠바에서 진행된 한 연구에 의하면 편모충에 의한 설사(giadria)에 처방약(Tinidazole)보다 효과가 큰 것으로 밝혀져 '자연이 준 천연항생제'라고 불린다.

효과

• 러시아와 유럽의 많은 의사들이 수술 후 상처와 화상, 궤양 치료에 프로폴리스를 사용하는데, 사용하지 않았을 때보다 약 80%가량 빠르게 상처를 아물게 해 준다. 욕창에도 캡슐을 열어 가루를 발라 주면 신효한 효과를 본다.

• 프로폴리스는 광범위한 살균작용을 가지고 있어 프로폴리스와 항생제

를 같이 복용하면 항생제의 작용을 훨씬 강하게 해
준다.

> 2차 대전 때 소련군이 박테리아 감염과 부상 치료
> 에 프로폴리스를 사용하여 '러시안 페니실린'이라고
> 불리기도 했다.

• 유럽에서는 프로폴리스가 가지고 있는 항염작용을
근거로 위·십이지장궤양, 궤양성대장염 치료에 흔
히 사용한다.

연구 결과

• 프로폴리스에 들어 있는 카페인산, 페네틸 에스테
르(caffeic acid phenethyl ester; CAPE)라는 물질은 면역 조
절작용과 종양을 죽이는 인자(tumor necrosis factor)에
의한 항암작용이 있으며, 염증을 일으키는 아라키
돈산(arachidonic acid)의 생성을 억제하여 항염작용을
하는 것으로 밝혀졌다. 뿐만 아니라 바이러스를 억
제하며, 척수(spinal cord) 손상을 치료하는 데도 가능
성을 보여 활발한 연구가 이루어지고 있다.

• 프로폴리스에는 항염작용이 있는 항산화 성분인 카
페인산(caffeic acid)의 함량이 매우 높다. 발암물질을
먹어 대장암에 걸리게 한 쥐들에게 프로폴리스를

◆ 관련 질병 ◆

* 궤양, 상처, 화상
* 어린이 비염
* 잇몸병, 치주염
* 편도선염
* 항산화, 항암, 항염
* 허피스
* 혈액순환

53 **프로폴리스**가 위 질병
에 전체적으로 도움을 주지
만, 각 질병의 세부적인 자
연의학 치료법은 〈1권〉의 해
당 질병을 보시기 바랍니
다.(저자 주)

먹였더니 대장암이 억제되었으며, 다른 동물실험에서는 관절염에 효과가 있는 것으로 나타났다.

- 프로폴리스(propolis)는 성병인 생식기 허피스에 매우 효과적이다. 한 연구에서 90명의 허피스 환자를 두 그룹으로 나누어 한 그룹은 프로폴리스 연고를, 다른 그룹은 처방약 아시클로비르(Acyclovir) 연고를 바르게 했다. 그 결과, 프로폴리스를 바른 그룹이 더 효과가 있는 것으로 나타났다. 또 다른 연구에서는 허피스가 생겼을 때 프로폴리스 연고를 바르면서 캡슐을 장기 복용하면 면역이 증강되어 허피스를 예방하는 것으로 나타났다.
- 동물실험에서 프로폴리스는 박테리아의 증식을 억제하고 항체 생산을 증가시켰다. 또 백혈구인 거식세포의 박테리아를 먹어 치우는 능력을 증가시켜 염증을 가라앉히는 것으로 나타났다.

지상 최고의 무균 하우스, 벌집

프로폴리스는 벌들이 벌집의 내부를 싸서 발라 놓은 물질로서, 주로 포플러나무, 침엽수의 새순과 봉오리에서 채취한 진액을 벌의 침샘 분비물과 왁스를 섞어 만든다. 그 지역 나무 종류에 따라 나무 진액의 성분이 달라지는데, 특히 브라질과 쿠바의 프로폴리스에서 특유한 성분이 발견되었다.

프로폴리스는 항생작용이 강하여 벌집의 좁은 입구와 벌집 안을 빈틈없이 싸 놓으면 벌집 안으로 병균이나 벌레가 침입할 수 없어 지구상에서 최고의 무균 상태가 된다.

▶ 프로폴리스(propolis)의 프로(pro)는 그리스어로 '앞에'라는 뜻이고, 폴리스(polis)는 도시(city)라는 뜻으로, '자신들의 도시를 앞에서 방어한다'는 뜻을 가지고 있다.

복용 방법/주의 사항

일반적으로 성인은 하루 400mg씩 하루 2번 식간공복에 복용하거나, 식사하기 최소 1시간 전에 복용한다. 염증이 있을 때에는 800mg씩 하루 3번, 증상이 심할 때에는 800mg씩 하루 5번 식간공복에 복용한다. 어린이 용량은 어른 몸무게에 비례하여 줄인다.

• 캡슐로 된 프로폴리스가 액체 프로폴리스보다 효과도 강하고 경제적이다. 암 환자나 질병치료를 목적으로 복용할 때는 캡슐이 좋다.
• 치아와 잇몸뼈 사이에 깊은 포켓이 생겨 근질거리고 아픈데도 손이 닿지 않고 무엇으로도 청소할 수 없는 곳이 있다. 이런 곳에는 액체 프로폴리스를 주사기에 넣어 포켓 속에 짜 넣어 주면 시원하고 염증이 가라앉는다. 액체 프로폴리스에 왁스가 있는 것은 치아에 달라붙어 딱딱하게 되고 주사기가 막히게 되므로 왁스가 없는 것(wax free)을 사야 한다. 아침과 저녁 양치 후에 넣어 주면 치주염이 더 심해지지 않는다. 또 피가 나고 근질거리고 아픈 증상도 없어진다. 프로폴리스는 식용이므로 안전하나, 잇몸 조직 속에는 주사하지 말아야 한다.
• 비염, 인후염, 편도선염증은 캡슐을 열어 입에 물고 있으면 된다. 상당히 맵지만 매울수록 효과가 좋은 것이다.
• 잇몸병, 치주병에는 먹는 치료약들과 더불어 프로폴리스 캡슐을 복용하면 더 빨리 낫는다. 하루에 여러 번 캡슐을 열어 가루를 입에 물고 있고, 잠잘 때에도 입에 물고 자면 더 좋다. 치아를 뺀 후에도 그 자리에 프로폴리스 가루를 넣으면 감염을 방지하고 빨리 아물게 해 준다.

✖ 프로폴리스에 알레르기 반응이 있는 사람, 임신부, 수유모는 복용을 금한다.

▶ 프로폴리스에 알레르기가 있는지 알아보려면, 소량을 피부에 발라 보거나 혀 밑에 넣어 본다. 4~5시간 동안 이상이 없으면 정량을 먹어도 된다.

프로폴리스 연고 만드는 방법

1. 비타민 E 캡슐을 손톱깎이 등으로 따서 기름을 짜낸다.
2. 프로폴리스 캡슐을 열어 가루를 모은다.
3. ①과 ②를 잘 섞어 원하는 곳에 바르면 된다. 입술에 발라도 안전하다.

plus+

고대 이집트인들은 벌집을 녹여 천에 발라 미라를 만드는 데 사용하기도 했다. 프로폴리스는 아주 오래전부터 민간약으로 널리 사용돼 왔으며, 영국 런던에서는 1600년대에 정식 의약품으로 쓰이기도 했다.

54 호손

Hawthorne; Crataegus

호손은 혈압을 낮추는 데 효과적이며, 심장 기능을 좋게 하여 부정맥, 심부전증, 고혈압, 동맥경화, 고지혈증 등에 쓰인다. 유럽 의사들이 심장병에 많이 사용하고 있다.

호손(hawthorne; crataegus; 산사나무)은 항산화작용이 강한 식물로, 꽃봉오리와 열매에 항산화제 성분인 OPC(oligomeric proanthocyanidin)가 많고, 잎에는 플라보노이드(flavonoids)가 풍부하다. 혈액순환을 좋게 하고 심장 기능을 강화해 주는 효과가 있어 유럽에서 심장 질환에 광범위하게 사용되어 왔다.

효과

- 전통적으로 심장병에 사용되어 왔으며 고혈압, 동맥경화, 콜레스테롤을 내리고, 관상동맥을 확장하여 심장으로의 혈류를 증가시킨다. 고용량으로 쓰면 신경을 안정시키는 작용이 있어 불면증에도 사용된다.
- 강력한 항산화제인 프로시아니딘(procyanidin), OPC(oligomeric proanthocyanidin), 플라보노이드(flavonoids)가 풍부하여 염증을 가라앉힌다. 콜라겐

의 파괴를 방지하여 관절연골의 콜라겐 감퇴를 막아 주며, 모세혈관을 건강하게 해 준다. 호손의 플라보노이드는 블루베리, 빌베리와 마찬가지로 요산을 낮추는 데 매우 효과적이며 통풍 예방에도 도움을 준다.

• 호손의 탕제는 전체 콜레스테롤과 나쁜 콜레스테롤(LDL)을 떨어뜨리는 데 효과적이며, 체지방을 분해하고 체중을 감소시킨다.

• 경증의 부정맥과 협심증을 완화시키고 혈소판 응고를 억제하여 혈액이 응고되는 것을 막아 준다. 또한 혈관을 확장하여 전신의 말초모세혈관까지 혈액순환을 좋게 한다.

• 노인성 심장 기능 약화, 만성 심폐부전, 심장이 천천히 뛰는 경증의 부정맥에도 쓰인다.

연구 결과

• 호손 열매의 추출물은 항바이러스작용이 있어 시험관 실험에서 에이즈 바이러스(HIV-1)의 증식을 50%나 억제하였다. 또 정상세포가 암세포로 전환되는 것을 억제하는 것으로 나타났다.

• 동물실험에서 호손(hawthorne)추출물은 혈압을 내리

◆ 관련 질병 ◆

• 고지혈증
• 고혈압
• 동맥경화
• 부정맥
• 불면증
• 심부전증
• 통풍
• 항산화

54 **호손**이 위 질병에 전체적으로 도움을 주지만, 각 질병의 세부적인 자연의학 치료법은 〈1권〉의 해당 질병을 보시기 바랍니다.(저자주)

는 작용이 있는 것으로 나타났으며, 인체실험에서는 기립성저혈압의
증상을 완화시켰다.
- 자전거 타기 8주간 실험에서 44~79세의 심기능부전 환자에게 식사
30분 전에 하루 3번 호손추출물을 복용시키고 2분간 자전거 타기를 시
킨 결과, 복용하지 않은 환자보다 현저하게 운동능력이 개선되었다.

복용 방법/주의 사항

- 하루 500mg씩 하루 1~2번 복용한다. 복용 2~4주가 지나면서부터
천천히 효과가 나타나기 시작한다.
- 중급 정도의 고혈압(160~179/100~109mmHg)에는 호손을 하루 500mg씩
하루 3~4번 복용한다. 고혈압에는 여러 처방이 필요하므로 자세한
내용은 고혈압을 참고하기 바란다.

📖 1권 고혈압 자연치료법 p.147

✖ 심장약(Digoxin), 부정맥약, 혈액을 묽게 하는 처방약을 복용하는 환자
는 의사와 상의하여 처방약의 용량을 줄여 나갈 수 있다.
✖ 임신부와 12세 이하 어린이는 복용을 금한다.

plus+

호손은 습기가 들어가지 않게 뚜껑을 잘 닫아야 하며, 섭씨 25도 이하에서 보관해야 한다. 여름에는 밀폐용기에 담아 냉장고에 보관한다.

55

황체호르몬크림
Progesterone Cream

황체호르몬크림은 먹는 황체호르몬과 달리 간의 대사 작용에 의해 파괴되지 않고, 피부에서 혈관으로 직접 스며들어 흡수율이 높은 데다 부작용이 전혀 없다. 폐경 여성은 물론 중년, 노인 등 누구에게나 여성호르몬을 만들어 주어 '젊음의 묘약'이라고 불린다.

황체호르몬크림(progesterone cream)은 야생 참마(wild yam)로 만든 100% 내추럴 크림이다. 이 크림은 월경불규칙, 월경전증후군(PMS) 등 유방이나 자궁에 문제가 있는 여성과 폐경기 여성의 호르몬 대체요법으로 사용된다. 먹는 황체호르몬과 달리 간의 대사 작용에 의해 파괴되지 않고 간에 부담을 주지 않으며, 피부에서 혈관으로 직접 스며들기 때문에 흡수율이 높고 부작용이 전혀 없다. 폐경 여성은 물론 중년, 노인 등 나이에 상관없이 이 크림을 발라 주면 부신에서 여성호르몬이 생산되어 '젊음의 묘약'이라고도 불린다.

▶ 황체호르몬(프로게스테론progesterone)은 여성호르몬(에스트로겐estrogen)과 남성호르몬(테스토스테론testosterone, 안드로겐androgen)의 모체이다. 황체호르몬은 여성호르몬 과다와 이에 따른 수많은 부작용을 방지해 주는, 남성과 여성 모두에게 매우 중요한 호르몬이다.

효과/연구 결과

여성

- 자궁근종은 30대 중반부터 배란이 매달 되지 않아 여성호르몬 우세가 될 때 생긴다. 이때 식물성 여성호르몬인 블랙코호쉬(black cohosh)나 리그난(lignan)을 복용하면서 황체호르몬크림을 발라 주면 매우 효과적이다. ☞1권 자궁근종 p.408

- 여성호르몬 과다로 인한 자궁내막증과 자궁내막암 증상도 황체호르몬크림을 발라 주면 예방 또는 억제된다. 6개월을 꾸준히 발라야 효과를 보는 경우도 있다.

- 유방섬유종에는 콩알만큼(¼찻숟가락)을 하루 2번(배란한 날부터 월경 전날까지) 유방에 직접 발라 주고, 비타민 E 400IU와 달맞이꽃종자유(evening primrose oil)를 같이 먹으면 더욱 효과적이다.

- 중년 여성의 화끈 달아오르는 증상(hot flash)을 비롯한 모든 폐경기 증상에 효과적이다. ☞1권 폐경기 p.474

- 월경 전에 오는 편두통은 여성호르몬이 혈관을 확장시키기 때문에 생기는 것으로, 이 역시 여성호르몬 우세로 인한 증상이다. 황체호르몬은 혈관을 정상으로 해 주어 편두통을 경감시킨다.

- 20~40대 여성의 여드름은 남성호르몬 안드로겐

<aside>

◆ 관련 질병 ◆

- 갑상선기능저하증
- 건선
- 고혈압
- 골다공증
- 난소낭종, 자궁근종, 자궁내막증
- 대머리, 여성 탈모증
- 류머티즘 관절염
- 불면증
- 불임
- 알츠하이머, 치매
- 암
- 여드름
- 월경 과다
- 월경전증후군(PMS)
- 월경통

☞ p.293

55 **황체호르몬크림**이 위 질병에 전체적으로 도움을 주지만, 각 질병의 세부적인 자연의학 치료법은 〈1권〉의 해당 질병을 보시기 바랍니다.(저자 주)

</aside>

(androgen)의 증가가 원인이다. 난소 기능의 부실로 배란이 되지 않아 황체호르몬이 감소하면 부신피질에서 안드로겐의 생산이 증가되어 여드름이 생긴다. 이때 황체호르몬을 보충해 주면 안드로겐이 감소하여 여드름이 없어진다. 남성은 이런 이론이 적용되지 않으나, 여성은 황체호르몬크림(progesterone cream)을 바르면 여드름 ☞1권 p.354 이 효과적으로 없어진다.

> ❯ 체이스트트리베리(chaste tree berry)도 배란을 도와주는 작용이 있어 여드름에 효과적이다. 배란이 되면 황체호르몬이 생산되어 여드름이 없어지기 때문이다.

• 황체호르몬크림은 자궁근종, 난소낭종(난소물혹)을 축소시키는 것으로 나타났으며, 월경전증후군(PMS)에도 효과적이다. 자궁경부이형증 역시 여성호르몬이 자궁경부를 증식시키는 경우가 많으므로, 황체호르몬크림을 바르면 수개월 안에 없어질 수 있다.

• 여성호르몬이 황체호르몬보다 우세하면 고혈압이 될 수 있다. 여성호르몬은 소금과 물이 세포 내로 들어가게 하여 부종이 생기게 하므로, 여성호르몬 우세나 피임약 복용이 여성 고혈압의 큰 원인이 된다. 이 같은 세포 내 부종은 이뇨제를 먹어도 잘 듣지 않으나, 황체호르몬크림을 바르면 부종이 빠지고 혈압이 내려간다. 여성호르몬과 황체호르몬은 서로 반대작용을 하기 때문이다. ☞1권 고혈압 p.145

• 여성의 질 안에는 칸디다곰팡이가 식량으로 삼고 있는 포도당(glucose)이 많은데, 호르몬 불균형으로 여성호르몬이 우세하면 질점막에 포도당이 더 많아져 칸디다가 증식하게 된다. 이로 인해 질에 칸디다증(음

부 가려움증)이 자주 재발하게 되는데, 황체호르몬크림을 발라 주면 좋은 효과를 볼 수 있다.

- 여성호르몬이 감소하면 질이 건조해져서 질염이 생기고 요도염, 방광염이 생기기도 한다. 이때 황체호르몬크림을 3~4달 바르면 이런 염증이 없어질 뿐만 아니라 질점액이 분비되고 질에 윤활액이 생겨 부드러워진다.

- 황체호르몬은 부신피질에서도 생산되지만 주로 난소에서 생산된다. 그런데 30대 중반부터 대부분 난소의 기능이 저하되어 매달 배란을 하지 못하므로 황체호르몬이 감소한다. 또 직장생활, 가사노동 등에서 오는 스트레스로 부신피질 역시 기능이 저하되어 황체호르몬을 생산하지 못한다. 황체호르몬은 부신피질에서 코티솔호르몬(스트레스를 이기는 호르몬)을 만드는 원료인데, 황체호르몬이 없으면 코티솔호르몬을 생산하지 못하므로 (대개 30대 중반부터) 만성피로에 시달리게 된다. 이럴 때 황체호르몬크림을 바르면 부신에서 코티솔호르몬이 생산되어 스트레스와 피로가 감소한다.

  ▶ 비타민 C도 부신피질 건강에 필수적이므로 충분히 보충해 주는 것이 좋다.

- 황체호르몬크림은 항염증 작용이 있어 관절염 부위

◆ 관련 질병 ◆

- 요통
- 유방섬유종
- 유산
- 자궁경부이형증
- 전립선비대증
- 전립선암
- 칸디다증
- 폐경기 증상

55 **황체호르몬크림**이 위 질병에 전체적으로 도움을 주지만, 각 질병의 세부적인 자연의학 치료법은 〈1권〉의 해당 질병을 보시기 바랍니다.(저자 주)

에 바르면 통증이 감소하고 류머티즘 관절염, 루푸스 같은 자가면역 증에도 도움이 된다. 물론 이러한 질병들은 각각 원인에 맞는 치료를 해야 한다.

- 황체호르몬크림(progesterone cream)은 여성 불임에도 효과적이다. (여성 불임은 다른 이유들도 있지만) 현대 여성은 배란이 안 되어 여성호르몬이 우세하고 황체호르몬이 부족해 생기는 경우가 많다.

- 여성 탈모증도 황체호르몬 부족으로 생기는 경우가 많다. 배란이 안 되어 황체호르몬 수치가 떨어지면 부신피질에서 안드로겐(androgen)이라는 호르몬을 생산하는데, 이 호르몬은 남성호르몬작용이 있어 여성도 남성처럼 윗머리카락이 빠지고 심하면 수염이 나기도 한다. 황체호르몬크림을 발라 황체호르몬 수치가 높아지면 안드로겐호르몬이 서서히 감소하며, 새로운 머리가 나기 시작한다. 머리가 나는 것은 시간이 걸리기 때문에 4~6개월 이상 발라야 한다.

- 여성호르몬은 많은데 황체호르몬이 적으면 세로토닌과 멜라토닌의 생산이 줄어들어 우울증, 불면증이 오게 된다. 황체호르몬은 뇌에 20배나 많아 정신을 안정시키고 잠도 잘 자게 해 준다. 출산 후 많은 여성들이 우울증에 빠지는데 이것은 태반에서 생산되던 황체호르몬이 갑자기 빠져나갔기 때문이며, 산고로 지친 여성일수록 더 심하다. 이런 여성의 우울증은 고치기 어려우나, 황체호르몬크림을 바르면 보다 쉽게 우울증에서 벗어날 수 있다.

- 다낭포난소증후군(polycystic ovary syndrome; PCOS)은 여성호르몬이 많아 여러 개의 난포를 자극하기 때문에 난포가 여러 개 증식하지만, 하나

도 제대로 성숙되지 못하여 배란이 되지 않는 것이다. 인슐린이 높을 (Insulin Resistance Syndrome; IRS) 때 비만해지고 여성호르몬이 많아져 생기기도 한다. 월경은 없는데 가끔 불규칙한 자궁출혈이 있고, 살이 찌거나 여드름과 수염이 나고 남성처럼 머리가 빠지기도 한다. 이럴 때 만약 다른 질환이 없다면, 황체호르몬크림을 발라 여성호르몬 우세 증상을 가라앉혀 볼 만하다. 황체호르몬이 여성호르몬의 무분별한 난포 증식을 억제하여 난포가 차례대로 하나씩 성숙할 수 있게 해 주어 배란을 유도하므로, 시도해 보지 않을 이유가 없다. 1권 당뇨 p.185

• 황체호르몬크림은 성욕을 증가시킨다. 성욕은 성호르몬에 의해 조절되지만 사실은 뇌에 의해 지배된다. 실험 쥐의 뇌에서 성 기능을 관장하는 부분을 떼어 내면 성호르몬 수치에 관계없이 성 기능이 감퇴한다. 암컷 쥐의 난소를 떼어 내고 여성호르몬(estrogen)을 주면 성 기능이 제대로 되살아나지 않으나, 황체호르몬(progesterone)을 주면 뇌의 성 기능을 관장하는 부위를 자극하여 성 기능이 되살아나는 것으로 나타났다.

> ❯ 폐경기 여성의 성욕 감퇴는 황체호르몬의 감소 때문이지, 알려져 있는 것처럼 여성호르몬 부족 때문이 아니다. 여성호르몬은 계속 생산되어 충분한데 배란이 안 되어 황체호르몬이 부족하면 성욕이 감퇴한다.

🏥 골다공증 때문에 여성호르몬 처방약인 프레마린(Premarin)을 먹는 여성이 엉덩이와 배에 살이 찌고 유방이 팽창하는데, 성욕은 감퇴되었다며 상담을 청해 왔다. 그녀에게 황체호르몬크림을 바르게 했더니, 이

러한 문제가 해결되었을 뿐 아니라 골다공증도 개선되고 피부가 한층 젊어졌으며 눈에도 생기가 살아났다고 기뻐했다.

• 황체호르몬크림(progesterone cream)은 골다공증 치료에도 큰 효과가 있는 것으로 나타났다. 연구에 의하면 골다공증이 심한 72세 여성 환자가 칼슘을 복용하면서 황체호르몬크림을 발랐더니, 해마다 골밀도가 증가하여 3년 만에 골밀도가 29% 높아졌다. (▼아래 도표 참고)

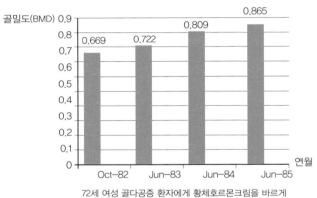

72세 여성 골다공증 환자에게 황체호르몬크림을 바르게
한 후 해마다 척추의 골밀도를 측정한 연구 결과

※ 골밀도(BMD)가 1 이하면 골다공증이 시작되며, 골절이 될 위험도 높아진다.

남성

남성의 폐경기

남성도 여성의 폐경(menopause; 완경)처럼 갱년기가 있는데, 이를 안드로포즈(andropause)라 한다. 40세부터 남성호르몬과 황체호르몬의 생산이 감소하고 중년살이 찌기 시작하면, 체지방에서 여성호르몬의 생산이 증가하고 외부에서도 환경여성호르몬의 유입이 많아져 여성호르몬이 더욱 많아진다. 그 결과 전립선이 비대해지고 대머리가 진행되며, 성욕도 감퇴하고 유방이 커져 여성형유방증이 되기도 한다.

☞1권 남자도 나이 들면 가슴이 생긴다? p.422

• 이러한 증상에 황체호르몬을 보충해 주면, 남성호르몬 테스토스테론(testosterone)을 생산하여 여성호르몬을 직접 억제하며, 5알파리덕테이즈의 작용을 막아 남성호르몬(테스토스테론)이 디하이드로테스토스테론(dihydrotestosterone; DHT)으로 전환되는 것을 막아 전립선 비대를 방지한다. 아울러 남성호르몬이 감소하는 것을 방해하여 여성호르몬과의 비율을 견제함으로써 전립선 비대, 대머리, 여성형유방증 등을 억제한다. 이때 환경여성호르몬이 많은 육식을 피하고 섬유질이 많은 야채, 과일을 충분히 먹어야 한다. 또 살을 빼고 술을 멀리하고 꾸준히 운동을 하면서 황체호르몬크림을 발라 주면 여성호르몬을 감소시켜 이러한 질병들을 예방, 개선할 수 있다.

이러한 원리를 자세히 알고 싶으면 ☞1권 전립선비대증 참고 p.420

• 황체호르몬은 고환에서 남성호르몬인 안드로겐(DHEA도 안드로겐에서 만들어진다)과 테스토스테론을 만들어 성욕 감퇴를 방지해 준다. 수컷 쥐에게 정상 용량의 10~20배 되는 황체호르몬을 주면 남성호르몬이 정자의 생산이 억제될 만큼 감소하는 것으로 나타났다. 그 이유는, 대량의 황체호르몬이 고환의 남성호르몬 수용체에 붙으면, 대뇌에서 고환

에 남성호르몬이 많은 것으로 알고 피드백에 의해 남성호르몬의 생산을 감소시키라고 명령을 내리기 때문으로 추정된다. 하지만 정상 용량을 주면 수컷 쥐의 교미능력이 좋아지는 것을 볼 때, 여성 전용 호르몬으로만 여겨졌던 황체호르몬이 남성에게도 중요하게 작용한다는 사실을 알 수 있다.

> ▷ 황체호르몬이 아무리 좋은 자연치료제라도 10~20번씩 너무 많이 바르면 오히려 성 기능이 감소한다. 이론적으로 남성의 용량은 콩알의 ½만큼씩 하루 1번이며, 사람에 따라 가감할 수 있다.
>
> ▷ 정상 용량을 주면 피드백이 일어날 만큼 황체호르몬이 많아지지는 않으며, 황체호르몬이 고환에서 남성호르몬의 원료가 되어 남성호르몬을 생산한다.

기타_여성/남성/어린이/노인

- 황체호르몬크림(progesterone cream)은 태아의 두뇌 발육에도 영향을 주어 태아의 지능을 높이며, 튼튼하고 침착한 자립형 어린이로 성장하는 데 도움을 준다.
- 연구에 의하면 황체호르몬은 두뇌 손상을 줄여 준다. 실험 쥐의 뇌에 타박상을 주면 암컷이 수컷보다 회복과 생존율이 높다. 이것은 암컷이 수컷보다 황체호르몬이 많기 때문으로, 수컷에게 황체호르몬을 주었더니 암컷만큼 생존율이 높아졌다. 따라서 사고로 뇌 손상을 입고 혼수상태에 빠진 사람이나 중풍의 뇌출혈로 인한 뇌 손상에 황체호르몬크림을 발라 주면 효과적일 것으로 추정된다.

- 현대 여성의 기억력과 두뇌 기능이 일찌감치 쇠퇴하는 중요한 원인 중 하나가, 난소 기능이 일찍 감퇴하여 배란이 안 되고 황체호르몬이 부족하기 때문이다. 황체호르몬크림은 노인들의 기억력 감퇴에도 효과가 있으며, 특히 폐경기 무렵과 폐경 후 여성에게 바르게 하면 정신이 맑아지고 집중력이 높아진다. 연구에 의하면 양로원의 여성 노인들에게 황체호르몬크림을 바르게 했더니 기억력과 언어능력, 사람 대하는 태도가 놀랄 만큼 향상되었다.

- 여성호르몬이 우세하면 갑상선 기능을 저하시켜 피곤이 더 심해지고 추위를 심하게 느끼며, 살도 더 찌게 된다. 혈액검사에서 갑상선호르몬 수치가 정상으로 나오고, 실제 갑상선호르몬이 정상적으로 분비되어도 유용하게 쓰이지 못하기 때문이다. 이것을 모른 채 아무리 갑상선 기능을 좋게 하는 약을 써 봐야 소용이 없고, 황체호르몬크림을 발라 여성호르몬 우세를 가라앉혀야 한다.

  > ◉ 갑상선은 세포 내 산소가 많아지게 하는데, 여성호르몬이 우세하면 갑상선 기능을 저하시켜 뇌세포에도 산소가 줄어들어 정신이 맑지 못하다. 반면 황체호르몬과 비타민 E는 세포 내에 산소를 늘려 정신을 맑게 해 준다. 이런 이유로 노인들이 황체호르몬크림을 바르면 기억력이 좋아지고 생기를 얻게 되는 것이다. 참고 1권 갑상선기능저하증 p.126

- 황체호르몬은 지방을 태워 에너지로 사용하므로, 살이 찌지 않게 해 주고 콜레스테롤도 낮추어 준다.

🧰 이상의 내용만 봐도 '황체호르몬'이 '불로초 중 으뜸'이라는 데 이

의를 제기할 수 없을 것이다. 위의 여러 증상들을 가지고 있는 사람이라면 남성, 여성을 불문하고 황체호르몬크림으로 좋은 효과를 얻을 수 있다. 특히 난소 기능이 감퇴하여 배란이 규칙적으로 되지 않아 위의 증상들이 나타나는 여성들에게 더할 나위 없이 좋다. 뿐만 아니라 이미 폐경이 된 여성도 계속해서 바르면 여러 가지 좋은 효과를 볼 수 있다. 단, 수유모는 바르지 않는 것이 좋다.

황체호르몬크림 바르는 방법

여성

바르는 부위

모세혈관이 많은 얼굴과 목, 가슴 상체 부위, 위팔 안쪽, 양쪽 유방, 허벅지 안쪽에 하루 1~2번 아침과 잠자기 전에 완두콩알(pea size)만큼(⅛찻숟가락)씩 바른다. 눈가에 바르면 따가울 수 있다. 매일 부위를 교대해 가며 새 부위에 발라야 흡수가 더 잘된다. 2~3개월가량 발라야 혈액에 황체호르몬 수치가 높아지고 효과가 나타나게 된다.

폐경 전 여성(월경불규칙)

하루에 1번 발라서 증상이 가라앉으면 계속해서 1번만 바르고, 증상이 잘 가라앉지 않으면 하루 2번씩 바르거나 양을 늘려서 자기에게 맞는 양을 찾는다(사람마다 흡수능력이 다르기 때문에 바르는 양도 다를 수밖에 없다). 평균 월경주기를 28일로 할 때 월경을 시작한 지 12일째 되는 날부터 26일까지 2주간 바른다. 월경주기가 28일보다 긴 사람은 10일째부터 월경 2일 전까지 바른다. 월경주기가 빨라져 정상주기보다 일찍 월경을 시작하면 황체호르몬크림(progesterone cream)을 중단하고, 월경 시작 12일째 되는 날부터 다시 바르기 시작한다. 이렇게 3달쯤 바르면 정상주기를 찾게 된다.

폐경 여성(여성호르몬 처방약을 복용하지 않는 경우)

매달 1일부터 7일까지 1주일간은 제외하고 8일부터 말일까지 바른다. 폐경을 한 여성은 여성호르몬이 월경을 할 만큼 충분하지는 않지만 어느 정도 남아 있는 상태이다. 하지만 배란이 되지 않아 황체호르몬은 거의 제로에 가깝다. 폐경 여성은 대부분 여러 해 동안 호르몬이 고갈된 상태이므로, 첫 달은 하루에 2번씩 바르다 증상이 좋아지면 양을 줄여간다. 황체호르몬이 없으면 자궁은 여성호르몬에 대한 민감도가 둔해지지만, 황체호르몬이 보충되면 다시 민감해진다. 그 결과 자궁내막이 증식하여 어떤 폐경 여성들은 황체호르몬크림을 바르면 혈이 비치는 경우가 있다.■ 혈이 비칠 때는 황체호르몬크림을 1주일간 중단했다가 다시 바른다. 중단하는 동안에 혈이 비치지만 시간이 지나면 없어진다. 나중에 혈이 비치지 않으면 다시 매달 1일부터 7일까지 1주일간 중단하고 8일부터 말일까지 바른다.

■ 황체호르몬크림이 여성호르몬 수용체를 민감하게 하여 여성호르몬이 유방이나 자궁의 여성호르몬 수용체에 많이 붙어 일어나는 현상이다.

폐경 여성(여성호르몬 처방약을 복용하는 경우)

황체호르몬크림(progesterone cream)을 바르기 시작하면서부터 여성호르몬 처방약 프레마린(Premarin)의 복용을 즉시 반으로 줄여야 한다. 앞에서 설명한 것처럼 황체호르몬은 여성호르몬 수용체의 민감도를 높여 여성호르몬의 작용이 증가하므로, 여성호르몬 우세 증상이 다시 1~2달 정도 나타날 수 있으나 차차 사라지므로 바르는 것을 중단하지 않아도 된다.

황체호르몬크림 바르는 방법 Q&A

Q 황체호르몬크림을 사용해 보고 너무 좋아서 계속 사용하고 있습니다. 아직 스물여섯으로 폐경기는 아니지만 크림을 바르니까 몸에 변화가 생겼어요. 가슴이 커지더라고요…… 그리고 보는 사람마다 생기가 있어 보인다고 하고, 얼굴에 며칠 발랐더니 피부탄력이 좋아져서 크게 놀랐답니다. 그런데 저는 아직 폐경기가 아니라서 '폐경기 전 사용법'을 따랐는데요. 크림을 쓸 때는 이런 효과들이 유지됐는데, 월경 시작 2~3일 전부터 크림을 중단하고 월경이 끝나고도 한 보름 후부터 바르니까…… 그사이 커졌던 가슴이 원래 상태가 되고 몸이 많이 피로함을 느끼게 됩니다. 폐경기가 아니라도 매일 바르면 안 되나요? 그러면 호르몬에 이상이 생기나요?

A 만약 28일 주기라면 월경 시작 12일부터 다음 월경 시작 2일 전까지 약 2주간만 바르세요. 여성의 황체호르몬은 분비 사이클에 맞춰 주어야 합니다. 그러니까 2주 바르고 2주 쉬어야 하는 것이죠.

Q 친구가 황체호르몬크림을 바르고 나서 얼굴 화끈거리는 증상이 없어졌다고 너무 좋아하더라고요. 그래서 저도 이 크림을 바르기 시작했는데, 저는 간혹 화끈거림이 그냥 있습니다.

A 황체호르몬크림을 바르는데도 간혹 화끈거림이 있다면 바르는 양이 부족해서 그러는 것이니 양을 늘려야 합니다. 사람마다 호르몬의 부족한 정도가 다르기 때문입니다. 크림만으로 안 되면 식물성 여성호르몬인 brevail(아마씨의 리그난을 농축추출한 성분)이나 블랙코쉬 중 하나를 크림과 함께 병용하면 화끈거림이 가라앉습니다. 그리고 아마씨 복용을 권해 드립니다.

처방약 여성호르몬(프레마린)과 자연치료제 황체호르몬크림을 병행하여 한 달에 23~24일간 먹고, 바르다가 매달 7일간은 둘 다 중단한다. 매달 1일부터 중단하는 것이 기억하기가 좋다. 8일째부터 다시 시작한다.

> ● 처방약 여성호르몬(프레마린)의 용량은 월경이 다시 나오지 않을 정도로 낮추되, 얼굴이 화끈 달아오르거나 질이 건조해지지 않을 정도는 되어야 한다.

황체호르몬크림을 바르기 시작하면서부터 처방약 여성호르몬은 반으로 잘라 복용하고, 2~3개월마다 또 반으로 줄여 간다. 만약 반으로 자를 수 없는 경우에는 처방약 여성호르몬을 이틀에 한 번 복용하고 2~3개월 후에는 3일에 한 번, 4일에 한 번 복용하여 양을 줄인다. 그리고 2~3개월 후에는 5일에 한 번 6일에 한 번…… 하는 식으로 양을 줄여 가다가 5~6개월 후에는 완전히 끊는다. 이렇게 점차적으로 끊지 않고 갑자기 끊게 되면 질이 건조해지고 화끈거리는 등 폐경기 증상이 나타나게 된다.

폐경 여성(여성호르몬 처방약과 황체호르몬 처방약을 복용하는 경우)

황체호르몬크림을 바르기 시작하면서부터 황체호르몬 처방약 프로베라(Provera)의 복용을 즉시 중단하고, 여성호르몬 처방약 프레마린(Premarin)과 황체호르몬크림을 바른다. 매달 23~24일간 먹고 바르다가 7일간은 둘 다 중단한다. 매달 1일부터 중단하는 것이 기억하기 좋다. 8일부터 다시 시작한다.

> ● 여성호르몬 처방약(프레마린)과 황체호르몬 처방약(프로베라)이 한 알에 같이

들어 있는 프렘프로(Prempro)의 경우는, 의사에게 황체호르몬(프로베라)을 빼고 여성호르몬(프레마린)만 처방해 달라고 해야 한다.

그리고 여성호르몬 처방약(프레마린)의 용량을 2~3개월마다 반으로 줄여 간다. 만약 반으로 자를 수 없는 경우에는 처방약 여성호르몬을 이틀에 한 번 복용하고 2~3개월 후에는 3일에 한 번, 4일에 한 번 복용하여 양을 줄인다. 그리고 2~3개월 후에는 5일에 한 번 6일에 한 번…… 하는 식으로 양을 줄여 가다가 5~6개월 후에는 완전히 끊는다. 이렇게 점차적으로 끊지 않고 갑자기 끊게 되면 질이 건조해지고 화끈거리는 등 폐경기 증상이 나타나게 된다.

유방섬유종

완두콩알만큼을 하루 2번 배란일부터 월경 전날까지 유방에 직접 발라 준다.

월경 전에 오는 편두통

월경 시작 10일 전부터 완두콩알 1개만큼씩 하루 2번 발라 주면 편두통을 예방할 수 있다. 편두통이 시작되려는 증후가 보이면 완두콩알 1~2개만큼씩 편두통이 가라앉을 때까지 3~4시간마다 발라 준다. 두통 부위에 직접 바르지 말고 얼굴, 목 등에 바른다.

황체호르몬크림 바르는 부위 p.300

여성 불임

임신을 원하는 사람은 2~4개월간 황체호르몬크림(progesterone cream)을 월경 시작 5일부터 26일까지 바른다(월경주기가 28일인 경우). 월경주기가 28일보다 긴 사람은 월경 시작 5일부터 다음 월경 2일 전까지 바른다.

자세한 내용은 ☞1권 불임증 p.246

기타

그 밖에 유산, 자궁근종, 자궁내막증, 난소낭종은 1권의 해당 내용을 참고하기 바란다.

☞1권 유산 p.394   ☞1권 자궁근종 p.409   ☞1권 자궁내막증 p.410   ☞1권 난소낭종 p.410

남성

- 남성의 용량은 이론적으로 완두콩알 ½만큼씩 하루 1~2번이지만, 각자 필요에 따라 양을 늘릴 수 있다.
- 고환에 직접 바르는 것이 가장 효과적이며 위팔 안쪽과 허벅지 안쪽, 목, 상체 부위에 매일 부위를 바꿔 가며 바른다. 2~3개월 이상 발라야 효과가 나타난다.
- 가능하면 지방이 적은 부위에 바르는 것이 좋고, 남성은 황체호르몬의 등락이 없으므로 매일 발라도 된다.
- 만약 졸음이 오거나 신경이 예민해지면 약 5일간 중단했다가 다시 바른다.

주의 사항

황체호르몬은 먹는 약보다 바르는 크림이 더 효과적이다. 먹어서 섭취하는 황체호르몬은 문맥을 통해 간으로 가고, 간에서 분해되어 담즙을 통해 대변으로 배설되므로 85~90%는 손실되어 없어진다. 반면, 바르는 크림은 피부로 흡수되어 직접 혈관으로 들어가므로 손실이 없고, 조금만 발라도 된다.

• 내추럴 황체호르몬크림은 매우 안전하다. 간혹 너무 많이 바르면 졸음이 오는 일이 있다. 불면증이 있는 사람은 자기 전에 바르면 도움이 된다.

> ▶ 황체호르몬은 뇌에 20배나 많아 정신을 안정시키고 숙면을 취할 수 있게 해 주므로 자기 전에 바르는 것이 좋다.

• 간혹 황체호르몬크림을 바르고 나서 유방이 팽창하고 신경이 예민해지는 경우가 있는데, 대개 1~2주 지나면 없어진다. 또 폐경이 된 여성이 황체호르몬크림을 바르다 1~3달 정도 혈이 비치는 경우가 있으나, 몸에 적응되면 곧 사라진다. ☞ 혈이 비치는 경우 p.301

• 황체호르몬은 지용성이라 체지방세포에도 스며들기 때문에 가능하면 지방이 적은 부위에 바르는 것이 좋다.

"황체호르몬크림을 언제까지 발라야 하나요?"
"100세까지 바르고 다시 오세요."

황체호르몬크림은 좋은 효과가 많고 부작용이 없으니, 중단할 이유가 없다.

남녀를 불문하고, 특히 여성이라면 누구에게나 권하고 싶을 정도로 수많은 여성들에게 놀라운 효과를 보여 주고 있다.

한 50대 여성은 화끈 더워지는 증상이 있고 죽고 싶은 마음에 시달릴 만큼 우울증이 심각했다. 또 입맛이 없고 소화가 안 되는 등 폐경기 증상이 심했지만, 무슨 약이든지 복용하고 나면 심장이 두근거려 먹을 수 없는 상태였다. 이 환자에게 황체호르몬크림을 처방했다. 하루 3~4번씩■ 바르고 나서 이런 증상들이 가라앉자, 지금은 황체호르몬크림 전도사가 되어 버렸다.

이 환자뿐만이 아니다. 황체호르몬크림을 바르고 나서 칸디다증(음부 가려움증)이 사라진 여성, 생리통이 없어지고 월경주기가 정상으로 된 여성, 질점액의 분비가 증가한 여성, 유방이 단단하고 아팠는데 한 달 바르고서 통증이 사라진 여성 등 수많은 환자들이 놀랄 만큼 좋은 효과를 경험하고 있다. 또 어릴 때부터 얼굴에 실핏줄 같은 게 많았는데 옅어졌다는 사람, 얼굴 특히 눈 밑 주위에 좁쌀처럼 난 것이 거의 없어졌다는 사람도 있다. 어떤 여성은 세수하고 얼굴과 목, 가슴 부위에 바르면 피부가 조이는 듯 당겨지면서 주름이 옅어지고, 가슴 부위에 햇볕으로 생긴 점들이 없어졌다며 놀라워한다(이 여성은 다른 화장품은 일절 사용하지 않는다고 했다).

그러니 '황체호르몬(크림)'을 현대인의 불로초 중 으뜸이라고 한들 누가 이의를 제기할 수 있을 것인가.

■ 성급한 여성은 하루 3~4번씩 바르는 여성도 있다. 하지만 월경을 하는 여성의 하루 황체호르몬 생산량은 20~24mcg이므로 완두콩알(pea size)만큼씩 하루 2번 바르는 것이 적당하다. 개인에 따라 필요한 양이 다르므로 자기에게 맞는 양을 찾아야 하는데, 가장 적당한 양은 증상이 가라앉는 양이다.

흉선 추출물

56

Thymus Extract

흉선 추출물은 소나 양에서 흉선을 추출한 것으로, 흉선의 기능을 높여 준다. 염증을 낮추고 면역을 조절하여 감기, 상기도 감염, 허피스 등의 발생을 감소시 킨다.

흉선은 가슴의 흉골에서 백혈구를 성숙시켜 면역을 증강시키는 기관이 다. 흉선 추출물(thymus extract)은 소나 양의 흉선을 냉각시켜 추출한 것으 로 지방 성분이 없는 순수한 흉선물질이다. 이것은 흉선의 기능을 증진 시켜 염증을 경감시키고, 면역 조절작용을 하여 암, 에이즈, 알레르기, 류머티즘 관절염에 쓰이며, 허피스 등의 발생 횟수를 감소시킨다.

효과

흉선 추출물은 면역계에서 매우 중요한 흉선의 기능을 좋게 하여 면역 을 증강시킨다. T림프세포의 보조세포(helper cell)와 억제세포(suppressor cell) 의 비율을 조절하여 에이즈나 암 환자처럼 비율이 낮을 때는 올려 주고, 알레르기나 류머티즘 관절염처럼 비율이 높을 때는 낮춰 주는 면역 정 상화작용을 한다.

연구 결과

- 여러 연구에 의하면 급성과 만성 B형 간염에서 간 수치와 바이러스가 감소하고 항체가 증가하여 B형 간염의 치료에 도움이 되는 것으로 나타났으나, 보다 많은 연구가 진행되어 확실한 결과가 입증되어야 한다.
- 흉선 추출물은 면역을 좋게 하여 축농증, 감기, 상기도 감염에 효과가 있을 뿐 아니라 1년 중 감기나 상기도 감염에 걸리는 횟수를 크게 줄여 주었다.
- 기초적인 연구에 의하면 에이즈 환자의 림프세포(T helper cell) 수치를 증가시키고, 방사선 치료로 인해 백혈구 수치가 감소한 암 환자의 백혈구를 증가시키는 데 도움을 주었다.

복용 방법/주의 사항

식사 때 500mg씩 하루 3번 복용한다. 흉선 추출물은 초원에서 풀을 먹고 자란 소에서 추출한 것이 품질이 우수하며 광우병 염려도 없다.

◆ 관련 질병 ◆

- 간염
- 감기
- 건선
- 류머티즘 관절염
- 상기도 감염
- 암
- 알레르기
- 에이즈
- 축농증(부비강염)
- 허피스

56 흉선 추출물이 위 질병에 전체적으로 도움을 주지만, 각 질병의 세부적인 자연의학 치료법은 〈1권〉의 해당 질병을 보시기 바랍니다.(저자 주)

DGL
Deglycyrrhizinated licorice: 감초에서 일부 성분을 제거한 것

DGL은 주로 위염, 위·십이지장궤양에 효과적이다. 유럽과 캐나다, 남아프리카에서는 위염, 위·십이지장궤양의 처방약으로 분류돼 있으며, 미국에서는 자연생약제로 처방 없이 구할 수 있다.

DGL(deglycyrrhizinated licorice)은 감초(licorice)에서 부종과 혈압을 올리는 부작용이 있는 성분(글리시리진glycyrrhizin: 감초의 단맛을 내는 성분)을 제거한 것으로, 주로 위염, 위·십이지장궤양에 효과적이다. 이 성분을 제거하지 않은 본래 감초는 'Licorice'라고 한다. 오리지널 감초는 항생작용, 항염작용이 강하여 염증에 효과가 있으나, 부종과 혈압을 올리는 부작용이 있어 주의가 필요하다. ☞감초 p.20

유럽과 캐나다, 남아프리카에서는 DGL이 위염, 위·십이지장궤양의 처방약으로 분류돼 있으며, 미국에서는 자연생약제로 처방전 없이 구할 수 있다.

효과

• DGL은 위궤양과 십이지장궤양에 감초(licorice)보다 더 효과적이다. 궤양으로부터 보호해 주는 요소들을 촉진시키고 헬리코박터균을 억제하며, 부종이나 혈압 같은 부작용도 없다. DGL의 약리작용은 점액의 분비와 점막의 상피세포를 증식시켜 궤양을 치료한다. 또 위장점막을 재생시켜 주는 물질을 타액에서 분비한다.

> ▶ 따라서 알약으로 된 DGL은 타액과 잘 섞이게 씹어 먹는 것이 좋다.

• DGL은 아스피린 복용으로 인한 위궤양 출혈을 감소시키고, 아스피린이나 항염진통제, 코티손을 장기 복용해야 하는 경우에 위궤양의 발생을 억제해 준다. 또한 DGL은 위궤양에 타가멧(Tagamet)이나 잔탁(Zantac), 제산제들보다 효과가 훨씬 좋고 경제적인 것으로 연구되었다.

연구 결과

• DGL을 하루 760mg씩 한 달간 복용하게 했더니, 현저하게 궤양 크기가 줄어들고 44%가 완치되었다.
• DGL과 처방약의 비교실험에서 처방약 시메티딘

◆ **관련 질병** ◆

• 위·십이지장궤양
• 위염
• 죽상동맥경화

57 DGL이 위 질병에 전체적으로 도움을 주지만, 각 질병의 세부적인 자연의학 치료법은 〈1권〉의 해당 질병을 보시기 바랍니다.(저자 주)

(Cimetidine), 라니티딘(Ranitidine)과 치료효과가 거의 비슷했으며 부작용도 없었다. 또 아스피린 같은 항염증제들의 위장점막 손상을 눈에 띄게 보호해 주고, 아스피린 복용으로 인한 위장출혈도 감소시키는 것으로 나타났다. ☞아스피린 등 항염증제 부작용 p.82

- DGL은 십이지장궤양에도 큰 효과가 있었다. 4~12년 동안 심한 십이지장궤양을 앓으면서 지난 1년 동안 6번 이상 십이지장궤양이 재발한 환자 40명에게, DGL을 하루 3g씩 2개월간 복용하게 했더니 모든 환자가 크게 호전되었다. 또 하루 4.5g씩 4개월간 복용시켰을 때 효과가 더 좋게 나타났다. 그리고 그 후 1년간 단 한 명도 수술을 하지 않았다.

- DGL은 죽상동맥경화를 감소시키는 작용도 있다. 쥐 실험에서 DGL 알코올 추출액을 먹인 쥐들은 20%만 죽상동맥경화가 생겼지만, 가짜 약을 먹인 쥐들은 60%가 죽상동맥경화에 걸렸다.

- 최근 연구에 의하면 DGL은 헬리코박터균(helicobacter pylori)의 증식을 억제하는 것으로 나타났다.

복용 방법/주의 사항

하루 용량은 1,000~3,000mg으로 식간공복이나 잠자기 전에 복용한다. 식후에 먹으면 효과가 감소된다. 속이 쓰릴 때 복용해도 된다. 부작용은 없다.

• 구강궤양일 경우는 식사 바로 전에 잘 씹어서 입에 한참 물고 있다가
  삼킨다.

✖ 임신부와 수유모, 어린이는 아직 장기 복용에 대한 연구 결과가 나오
지 않았으므로 복용하지 않는 것이 좋다.

58 DHEA
Dehydroepiandrosterone

DHEA는 남성호르몬과 여성호르몬을 만들어 주는 호르몬의 모체로, 주로 뇌에 많이 집결되어 있다. 40세 이상 중년으로 몸이 쇠약하고 부신피질 기능이 저하되어 DHEA 수치가 심하게 떨어진 사람은 보충이 필요하다.

DHEA(dehydroepiandrosterone)는 남성호르몬과 여성호르몬을 만들어 주는 호르몬의 모체로, 25세를 정점으로 점차 감소한다. DHEA는 뇌에 많이 집결해 있으며 기분을 좋게 해 주고, 기억력과 두뇌 기능을 향상시키는 작용을 한다. 항염증작용이 있어 루푸스(lupus)에도 쓰인다.

효과

- 40세 이상의 중년으로서 오랜 과로로 몸이 쇠약해지고 부신피질 기능이 저하되어 혈액검사에서 DHEA의 수치가 심하게 낮아졌을 때 복용한다. 단, 혈중수치가 정상치보다 높아지지 않는 범위 내에서 복용해야 한다.
- DHEA는 폐경기에 화끈 달아오르는 증상(hot flash)을 가라앉힌다. 또 오랜 과로로 몸이 쇠약해져 DHEA 호르몬이 낮아졌을 때 에너지를

생산해 주는 노화 지연 호르몬이다.

- 류머티즘 환자는 DHEA 수치가 보통 사람들에 비해 낮으며, 루푸스(lupus: 류머티즘과 비슷한 자가면역증인 홍반성낭창)는 DHEA를 복용하면 효과가 있다.

- DHEA는 폐경 여성의 여성호르몬(에스트로겐estrogen) 수치를 처방약 여성호르몬(프레마린Premarin)을 복용할 때와 비슷한 정도로 올려 주는 것으로 나타났다. 단, 여성호르몬만 높아지면 유방암, 자궁암 등에 걸릴 확률이 높아지므로, 이런 경우에는 황체호르몬크림을 함께 발라서 균형을 맞춰 주어야 한다.

☞ 황체호르몬크림 p.290 ☞ 1권 폐경기 p.474

연구 결과

- 남성호르몬인 테스토스테론(testosterone)과 DHEA의 생산 결함이 류머티즘 발생의 원인으로 추정되고 있다.

- 최근 연구에 의하면 DHEA를 부작용이 있을 정도로 대량 사용했더니 루푸스에 어느 정도 효과를 나타냈다. 그 결과 처방약 코티솔호르몬(프레드니손Pred-nisone)의 용량을 줄일 수 있었다.

- 부신피질 기능이 저하된 여성 24명에게 하루 50mg

◆ 관련 질병 ◆

- 과로
- 기억력 저하
- 루푸스
- 류머티즘
- 우울증
- 폐경기 증상

58 DHEA가 위 질병에 전체적으로 도움을 주지만, 각 질병의 세부적인 자연의학 치료법은 〈1권〉의 해당 질병을 보시기 바랍니다.(저자 주)

씩 4개월간 DHEA를 복용시켰더니, 혈중 DHEA와 남성호르몬 수치가 정상이 되었다. 또 눈에 띄게 몸 컨디션이 좋아지고, 우울증과 조바심이 감소했으며, 이성에 대한 관심도 크게 증가했다.

- DHEA 수치가 매우 낮고 우울증이 심한 나이 든 환자들에게 DHEA를 하루 30~90mg씩 한 달간 복용하게 했더니, 현저하게 우울증이 개선되었다. 그러나 하루 100mg씩 6개월간 복용하게 한 또 다른 연구에서는 우울증을 개선시키지 못했다. 하지만 전체적인 연구 결과를 종합해 보면 어느 정도는 효과가 있는 것으로 나타났다.

- 알츠하이머에도 현저한 수준은 아니지만 어느 정도 효과를 보여 향후 연구에 기대를 갖게 한다.

- 살이 빠지는 효과와 피부 노화가 지연되는 효과도 나타났으나, 어떤 연구에서는 다른 결과가 나왔으므로 더 많은 연구가 필요하다.

- 빈 대학교의 연구에서는 41~69세의 발기부전 남성 40명에게 DHEA를 6개월간 복용시켰더니, 발기 기능이 향상되어 오르가슴에 도달할 수 있었다고 한다. 이 환자들은 모두 성교 도중에 발기를 상실했던 환자들이었다. 그러나 남녀 성 기능에 관한 연구는 여러 결과가 엇갈리고 있어 효과를 단정하기 어렵다.

복용 방법/주의 사항

DHEA가 낮은 사람은 하루 20mg부터 시작하여 차차 50mg으로 늘려간다. 루푸스 환자는 하루 200mg 이상이 필요하기도 하다.

✖ 어린이와 청소년은 복용을 금하고, 임신부와 수유모도 의사의 지시 없이 복용하면 안 된다.

✖ DHEA는 의사 처방 없이 구할 수 있지만, 호르몬을 복용할 때는 과하지 않도록 주의해야 한다. 호르몬이 과하면 부작용으로 여드름이 나기 시작하고, 여성이 목소리가 굵어지고 수염이 나기도 한다.

✖ DHEA를 과용하여 혈중 정상치보다 높아지면 남성에게는 전립선암, 전립선비대증에 걸릴 확률이 있다. 따라서 DHEA를 복용할 때에는 혈액검사 수치를 확인하면서 복용해야 한다. 혈중 DHEA 수치가 정상보다 높아지면 즉시 복용량을 줄여야 한다.

> 남성의 경우 DHEA를 3개월 이상 복용한 후에는 전립선암, 전립선비대증의 예방을 위해 6개월마다 전립선 수치(PSA)를 검사해 볼 것을 권한다. 69세 남성이 전립선 수치(PSA)를 낮추는 전립선 제품과 같이 DHEA를 하루 2번 25mg씩 1년 넘게 복용하고 혈액검사를 했더니 DHEA 수치는 30~40대 수준으로 높아졌으나 전립선 수치는 1.2로 높아지지 않은 사례도 있다. 수치가 4 이하이면 정상이지만 4 이상이면 전립선에 이상이 있는지 검사해 봐야 한다.

ㅇ

ㅊ

ㅋ

기타